AF756344

Parfums

Livre : **Parfums**

Auteur : **Buthaina Jamal**

Classification : **Beauté - Scientifique**

Éditeur : **Maison d'édition Madarek pour la publication**

Première édition : Octobre 2024

L.D. no. 1445 /24666

Numéro ISBN: 978 -603 -05 -1527 -1

Traduit par: **Sara Hussein**

This book was translated as part of Tarjim Initiative

مبادرة ترجم

Tarjim Initiative

Literature, Publishing & Translation Commission

Madarek

Madarek Publishing House

مدارك

8470 Othman Bin Affan St, Al Taawun Dist, Riyadh, Saudi Arabia

Zip Code: 3844 - 12478 Riyadh, Saudi Arabia Tel: +966 114541148

mdrek.com read@mdrek.com DarMadarek

Parfums

Buthaina Jamal

Traduit par

Sarah Hussein

Introduction

Je suis passionnée des parfums et des belles odeurs, c'est pourquoi ce livre est né. À mes débuts, j'ai beaucoup cherché dans le domaine des parfums entre livres et sujets sur internet, sauf que la plupart de mes questions sont restées sans réponse. En effet, une grande partie de l'enseignement dispense des vérités partielles ou déformées, car le domaine des parfums est un océan de secrets non divulgués. Je me suis aventurée dans les anciens et les nouveaux livres, naviguant parfois dans le monde de la chimie organique ou physique, et parfois explorant les substances naturelles et leur utilisation thérapeutique à partir d'huiles et d'extraits naturels. J'ai finalement décidé de suivre des cours spécialisés à l'échelle internationale pour relier la théorie à la pratique.

Avec des expériences, des formations, et grâce à de nombreuses recherches et lectures, j'ai acquis une grande expérience. J'ai décidé de regrouper les éléments clés de ce parcours dans un livre dédié aux amateurs de parfumerie, condensant ainsi leur parcours pour pouvoir profiter de cette connaissance.

J'aurais aimé vous transmettre toute ma connaissance dans ce livre. C'est pourquoi j'ai mis en avant les sujets les plus importants dont le concepteur a besoin au début de son voyage dans ce livre, pour ancrer ses premiers pas dans le monde des parfums.

Lancez-vous et réalisez votre rêve, créez votre propre parfum pour diffuser votre essence autour du monde !

Buthaina Jamal

À propos des parfums

Le parfum est l'un des composantes essentielles de la beauté et de l'élégance, il exprime la personnalité et l'attrait, ajoutant fraîcheur, beauté et sophistication à son porteur. En effet, Le parfum n'est pas seulement un accessoire, mais plutôt un pilier essentiel et un trait de personnalité. L'odeur du parfum reflète le goût de son porteur, et en plus de son agréable fragrance, il présente de nombreux avantages.

Le parfum est constitué d'un mélange d'huiles essentielles, de composés aromatiques, de fixateurs et de solvants. Les parfums peuvent être fabriqués synthétiquement ou naturellement à partir d'huiles extraites de sources végétales ou animales.

Histoire du parfum

L'histoire des parfums remonte à l'Égypte ancienne, à la Mésopotamie et à la Chypre. Des archéologues ont trouvé une tablette cunéiforme en Mésopotamie, datant de plus de 3 000 ans, ainsi que les histoires d'une femme nommée Tapputi, considérée comme première parfumeuse sur tablette d'argile en Mésopotamie, datant du deuxième millénaire avant notre ère.

L'industrie du parfum dans l'Égypte ancienne

Les Égyptiens ont fabriqué les parfums en distillant des ingrédients naturels avec des huiles non parfumées. Les parfums les plus populaires étaient dérivés de fleurs, de fruits et de bois parfumés. L'encens était également utilisé.

Deux méthodes étaient utilisées :

• Première méthode : il s'agit de déposer des fleurs sur une grande feuille de papyrus dont les deux extrémités sont tenues par deux femmes. Puis les fleurs sont placées avec un peu d'eau à l'intérieur du papier, et chaque femme serre le côté qu'elle tient dans la direction opposée à l'autre. C'est ainsi que les roses sont pressées. Un grand récipient est placé en-dessous pour accueillir la quantité obtenue. Ensuite, le parfum pressé est conservé dans des récipients en terre cuite et en poterie. Le parfum était fabriqué pour que les reines, les épouses des princes et les prêtres le portent lors des célébrations. Ainsi, il était réservé aux classes riches et pas au reste du peuple.

- Deuxième méthode : Elle consiste à mettre quelques offrandes choisies dans un humble récipient d'argile et à les brûler pour les évaporer, et ce afin d'honorer les dieux. Ce parfum se compose d'un mélange de myrrhe, de baies de genévrier, de fenugrec, de pistache, de romarin et de menthe.

- Pour parfumer les cheveux, un mélange de résine et d'huile parfumée était utilisé.

Inde

Les parfums sont également présents en Inde où l'encens est un élément central de nombreuses fragrances. En outre, les Indiens maîtrisaient la technique de la distillation et cette méthode s'appelait « 'attar » ce qui signifie parfum arabe. Ils ont également produit de l'huile essentielle d'oud.

L'art de la parfumerie trouve ses racines dans la civilisation de la vallée de l'Indus, en Inde, qui a perduré de 3300 avant notre ère à 1300 avant notre ère. Selon un rapport de 1975, l'archéologue Dr. Paolo Rovesti a découvert un dispositif de distillation en argile dans la vallée de l'Indus avec des contenants d'huile. Le rapport mentionne également l'utilisation de récipients en argile dotés de trous obstrués par des matériaux tissés, permettant à la vapeur de s'élever lors de la couverture des matières végétales par de l'eau bouillante. Ces matières étaient ensuite pressées pour isoler l'huile.

Ancienne civilisation chypriote et la Rome antique

Les parfums étaient utilisés pour masquer les odeurs désagréables et à des fins religieuses. De ses origines modestes en tant que hameau agraire, Rome s'éleva pour devenir un épicentre de rayonnement cosmopolite. Au fil d'une découverte en 2005, des fouilles à Pyrgos, sur l'île de Chypre, ont révélé ce qui est considéré comme les fragrances les plus ancestrales jamais découvertes, datant de plus de quatre millénaires. À cette époque, ils utilisaient des herbes, des épices, de la résine, des pignons de pin et de la bergamote ainsi que des fleurs.

Concernant les pratiques parfumées en Chine, elles étaient destinées à des fins de désinfection, croyant que les parfums pouvaient aider à se débarrasser des maladies. L'utilisation a commencé initialement au sein de la noblesse avant de se répandre plus largement en raison de l'importation d'ingrédients par la Route de la Soie.

Civilisation islamique

Les Arabes ont été les premiers à utiliser la corolle de fleurs pour extraire l'eau florale il y a 1300 ans. Le chimiste persan Ibn Sina a introduit le processus d'extraction d'huiles de fleurs par distillation. Au IXe siècle, le chimiste arabe

Al Kindi (Alkindus) a écrit un livre sur les parfums intitulé (La chimie des parfums), contenant plus d'une centaine de recettes d'huiles essentielles, d'agrumes et d'eaux aromatiques. Le livre décrit également 107 méthodes de recettes et d'équipements de fabrication de parfums, où le musc et l'ambre sont utilisés comme éléments essentiels dans la plupart d'entre elles.

Europe au XIVe et XVe siècle :

• En Italie, les Italiens ont perfectionné l'art de la fabrication de parfums, remplaçant les parfums solides et les onguents par des parfums liquides.

• Marco Polo a ramené de nombreux ingrédients parfumés de ses voyages, transformant Venise en un centre majeur du commerce des parfums.

Europe au XVIe et XVIIe siècle :

• Au XVIe siècle, l'art des parfums a prospéré en France, notamment parmi les élites et la noblesse. Sous la cour de Louis XV, tout était parfumé : meubles, gants, autres vêtements, pulvérisés sur les meubles et les habits.

Au XVIe siècle, l'art des parfums a migré d'Italie en France grâce à René le Florentin, établissant la France comme l'un des centres européens de l'industrie des parfums et des cosmétiques.

Europe au XVIIe et XVIIIe siècle :

• L'industrie des parfums en France, en particulier à

Grasse, remonte au XVIe siècle. Les rois de France, tels que Louis XIV, se parfumaient quotidiennement. Le palais de Versailles était parfumé avec des fleurs, et chaque jour de la semaine avait un parfum unique.

• Marie Antoinette, épouse de Louis XVI, est devenue une figure emblématique convoitée par les parfumeurs.

• Napoléon Bonaparte, quant à lui, affectionnait particulièrement l'eau de Cologne, en demandant 50 bouteilles par mois à son parfumeur.

Europe au XVIIIe et XXe siècle :

• En 1800, le commerce des parfums italiens se limitait à la coiffure, à travers des magasins renommés comme Bertelli à Milan, Paglieri à Alessandria et Puglisi & Manara à Palerme. En Angleterre, le parfum atteignit son apogée sous les règnes d'Henri VIII et d'Élisabeth I, parfumant tous les lieux publics.

Europe au XIXème siècle

Après la Révolution française, Paris s'est érigée en épicentre mondial de la haute couture et a brillé par son prestige dans l'univers du parfum. L'art des parfums a connu un immense progrès à l'époque de la Renaissance grâce à l'augmentation des connaissances chimiques et à l'amélioration des techniques de distillation. L'Europe s'est enrichie de substances rares en provenance de l'Inde, tout en exploitant les ressources de son propre berceau méditerranéen, grâce aux parfumeurs espagnols et italiens, qui ont rapidement migré vers la France.

Dans l'histoire des parfums, des noms de boutiques et de parfumeurs demeurent célèbres jusqu'à ce jour, tels que Guerlain, Bourjois, Roger et Gallet, et Molinard.

Utilisation sûre des matières odorantes

Les composés chimiques parfumés, les huiles essentielles et les essences sont volatils, et certains sont facilement inflammables. Il est impératif de lire la fiche de données de sécurité (SDS) de la substance car elle contient des informations claires sur le stockage et la manipulation des huiles, en plus des autres informations de sécurité. Lors de la manipulation de ces huiles, suivez ces directives de sécurité :

- Ne mangez pas, ne buvez pas et ne fumez pas en manipulant les huiles parfumées.
- Gardez les huiles hors de portée des enfants et des animaux de compagnie. Travaillez dans une pièce bien ventilée.
- Ne touchez pas votre visage ou vos yeux lors de la manipulation des huiles parfumées.
- N'utilisez pas d'huiles parfumées concentrées sur la peau.

• Faites preuve de prudence lors de la manipulation des huiles parfumées, en particulier au cours des trois premiers mois de grossesse.

• Portez des gants de protection.

• Lavez-vous les mains après avoir utilisé les huiles parfumées.

• Assurez-vous d'avoir des équipements anti-incendie dans la zone de travail.

• En cas de contact avec la peau, essuyez la peau avec des matières absorbantes comme un essuie-tout de cuisine et utilisez un liquide vaisselle non dilué, puis rincez abondamment la zone avec de l'eau.

• En cas de contact avec les yeux : Il est recommandé d'utiliser du lait entier à température ambiante, lavez-les avec une grande quantité de lait entier pendant au moins 15 minutes et demandez conseil médical si les symptômes de brûlure ou de rougeur persistent.

• En cas d'ingestion de la substance : Crachez la substance, rincez-vous la bouche avec du lait entier ou de l'eau tiède; allez immédiatement à l'hôpital et emportez la bouteille de la substance pour identification ou les documents correspondants.

Conservation et stockage des matières parfumées

Les matières parfumées doivent être conservées dans une bouteille en verre foncé de couleur brune ou sombre, bien fermée. Elles doivent être stockées dans un endroit frais, sombre et sec, à l'abri de la lumière directe du soleil. Il est impératif de les éloigner du feu ou de la flamme.

Suite à chaque utilisation, il est essentiel de refermer promptement les flacons afin de minimiser le contact de la substance avec l'air. Il est recommandé de remplacer régulièrement les capuchons en caoutchouc ou de les substituer par des capuchons étanches pour prévenir toute fuite d'air dans la bouteille.

Indicateurs de péremption des matières parfumées

Un changement de couleur du parfum indique des modifications dans ses composants et la fin de sa validité.

Le changement de couleur de certaines matières naturelles, telles que l'oud et le santal, peut signaler une amélioration de la substance.

Un changement dans l'odeur du parfum et une modification de sa texture pour la rendre plus visqueuse sont également des indicateurs de péremption des matières parfumées.

Outils et équipements de base dans la conception de parfums

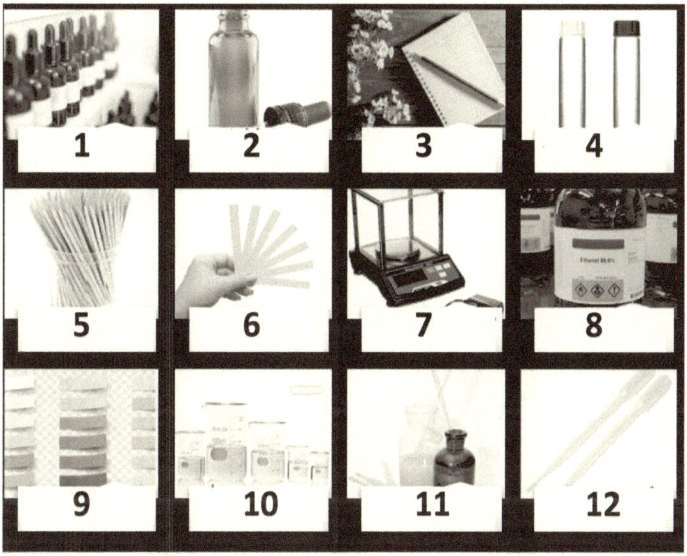

1. Échantillonneurs en verre

2. Alcool spécial pour parfums

3. Pipettes en plastique à usage unique

4. Carnet pour écrire la formule

5. Balance sensible de 0,01 gramme

6. Baguettes en verre

7. Bouteilles en verre pour stocker les matières parfumées

8. Bandes odorantes

9. Sets de béchers gradués de différentes tailles

10. Matières parfumées

11. Utilisation de tiges de coton pour des quantités inférieures à une goutte

12. Étiquettes

Outils nécessaires pour le créateur de parfums :

1. Vérifier la validité des matières parfumées.

2. Fournir de petits échantillons des matières naturelles car elles représentent l'odeur originale des substances, généralement vendues en 2 ml, 5 ml et 10 ml. Notez que vous ne devriez pas acheter des matières diluées dans une huile porteuse car elles ne se dissolvent pas dans l'alcool.

3. Il est essentiel de diluer les matières parfumées qui en ont besoin, car certaines se présentent sous forme de poudre, d'autres sous forme de pâte, et certaines sous forme de résine.

4. L'endroit où vous concevez les parfums doit être séparé du lieu de stockage des matières parfumées, car ces substances chimiques ont une odeur forte et peuvent altérer l'odeur de l'endroit.

5. Placez des verres sur la surface du plan de travail dans un bureau de grande taille.

6. Fournissez un ordinateur, un ventilateur pour l'aération, et un système de purification de l'air.

7. Assurez-vous d'avoir une balance sensible, les balances professionnelles peuvent peser jusqu'à 0.001

gramme, ce qui vous permet de peser des gouttes. La plupart des balances pèsent jusqu'à 0.001 gramme, mais certaines ne vont que jusqu'à 100 grammes.

Composants du parfum

- Le solvant

-L'alcool

-Les autres solvants

- L'huile essentielle

-De sources naturelles

-De sources industrielles

- Additifs

-Eau distillée

-Conservateur

-Colorants

Sources du parfum

Premièrement, l'huile essentielle :

Nous obtenons de l'huile essentielle à la fois de sources naturelles, de plantes et d'animaux, et de sources industrielles.

Origines végétales

Les agrumes

Pamplemousse

Mandarine

Citron

Litsée citronnée (Citronnelle de Chine)

Bergamote

Orange

Citron vert

La famille des agrumes est l'une des plus faciles à reconnaître olfactivement, ces substances se mélangent bien ensemble. Le limonène, constituant majeur de cette famille, occupe une place prépondérante allant de 70 à 90 %.

Au sein des agrumes, les monoterpènes infusent une essence de fraîcheur. Néanmoins, leur parfum capiteux s'accompagne de traces cireuses, que seule une distillation sous vide épurée parvient à dissiper. Cela produit une huile sans terpènes, plus concentrée et au parfum intense. Toutefois, bien que moins intense, cette subtile fraîcheur la prédispose parfaitement aux essences de grand prestige, grâce à sa dissolution supérieure dans l'alcool. Les essences tirées des agrumes subissent une rapide altération dès qu'elles sont exposées à l'humidité, à l'air et à la lumière. L'emploi d'antioxydants ainsi qu'une conservation dans des conditions dépourvues d'oxygène peuvent prolonger leur durée de vie.

Les furocoumarines (FCs) sont des substances chimiques présentes dans les huiles d'écorce d'agrumes et d'autres huiles. Elles réagissent à la lumière ultraviolette pour produire un effet lumineux, pouvant causer des brûlures et un empoisonnement par la lumière. Les FC se trouvent dans la bergamote, l'orange amère, le pamplemousse, le citron vert, l'angélique, la menthe poivrée, et la bergamote.

Bergamote

Extraite de la peau des fruits du petit bergamotier, elle se distingue par un parfum riche et fruité largement utilisé dans les parfums. Elle est également utilisée dans les cologne d'agrumes avec des concentrations allant jusqu'à 25%, ainsi que dans les parfums chyprés, fougères et autres types de parfums. La bergamote contient du linalol, similaire au bois de rose et à la lavande, en faisant un bon mélange pour les parfums.

Elle est généralement extraite par pressage ou par la méthode de pression à froid de son écorce.

• Se marie bien avec : poivre noir, camomille, huile de cyprès, encens, géranium, jasmin, genévrier, lavande, mélisse, néroli, orange, romarin, bois de santal, vétiver, violette, ylang-ylang.

La bergamote pressée à froid est préférée car elle contient une substance, le FCF Bergamot (FuroCoumarin Free), qui élimine les bergaptènes à moins de 100%, le rendant sûr pour une utilisation cutanée.

Huile de citron vert

L'huile de citron vert est utilisée dans les parfums des produits de nettoyage domestiques, dans la cuisine et la salle de bains. Elle est ajoutée aux produits orientaux comme les autres agrumes et est généralement utilisée en petites quantités.

Il existe deux types d'huile de citron vert : l'huile de citron vert distillée, extraite par distillation à la vapeur des écorces ou du jus, et l'huile de citron vert extraite à froid des écorces de citron vert non mûr. Elle est connue pour son parfum aromatique et est utilisée dans divers types de parfums et de Cologne.

Elle a une odeur douce similaire au citron, ajoutant une note rafraîchissante aux parfums.

• Elle se mélange bien avec toutes les huiles d'agrumes, l'huile de citronnelle et la lavande.

Pamplemousse

Il existe deux types de pamplemousses, le blanc et le rouge. Le pamplemousse rouge a une odeur sucrée qui se marie bien avec les herbes telles que le romarin, car il en atténue l'intensité, et se marie magnifiquement avec l'encens et les résines de pin telles que le baume de sapin.

• Description de l'odeur : Le pamplemousse a une odeur sucrée et piquante, avec une fraîcheur acide similaire à l'odeur de l'huile essentielle d'orange douce, ainsi qu'une odeur rappelant l'huile essentielle d'orange amère.

• Méthode d'extraction courante : L'essence de pamplemousse est traditionnellement obtenue par un procédé de pressage ou d'extraction à froid appliqué à son écorce.

• Il se marie bien avec : le basilic, la bergamote, le poivre noir, la cardamome, le bois de cèdre, la citronnelle, le clou de girofle, le cyprès, l'eucalyptus, le cumin, l'encens, le géranium, le gingembre, le genévrier, la lavande, les agrumes et les fleurs, la marjolaine, le patchouli, la menthe, le romarin, le thym, l'ylang-ylang.

Huile d'orange douce

L'huile essentielle d'orange douce est extraite en pressant les écorces et se caractérise par une évaporation rapide. Elle est utilisée dans les parfums, les Colognes, les parfums fougères, les parfums chyprés, et de nombreux autres.

Sa fragrance marie l'acidité à la douceur, évoquant le parfum de l›écorce d›orange.

Elle se marie bien avec la bergamote, le poivre noir, la cardamome, le cyprès, l'aneth, le pin, le géranium, le gingembre, le pamplemousse, le genévrier, la lavande, le citron, la marjolaine, le néroli, le bois de santal, et l'ylang-ylang.

L'huile essentielle d'orange amère est extraite de l'écorce d'orange amère. Elle est utilisée dans toutes sortes de parfums chyprés, fougères, et comme base. Son odeur est rafraîchissante, amère et riche, et elle se marie bien avec le lavandin, la lavande, le romarin, la marjolaine, le lichen de chêne et le labdanum.

Mandarine

La mandarine, également appelée tangerine, offre une huile précieuse tirée de son écorce. Son odeur est douce et riche, avec une note florale rappelant la fleur d'oranger. L'huile de mandarine contient environ 1 % d'anthranilate de méthyle, utilisé en petite quantité dans les Colognes. Elle est également mélangée avec d'autres huiles d'agrumes, utilisée dans les bases de fleur d'oranger ou avec des algues.

- Description de l'odeur : Très douce, acidulée et fruitée.

- Méthode d'extraction courante : Pression à froid des écorces.

- Se marie bien avec : Basilic, poivre noir, camomille, cannelle, sauge sclarée, clou de girofle, encens, géranium, pamplemousse, jasmin, genévrier, citron, fleur d'oranger, muscade, palmarosa, patchouli, petit grain, rose, bois de santal, et ylang-ylang.

Petit grain

Le Petit grain est extrait des feuilles et des branches de l'arbre d'orange amère. Il a une odeur douce et piquante, avec une légère touche florale et boisée. Ce type d'huile est utilisé dans l'industrie des parfums et peut être mélangé avec des huiles d'agrumes, des fleurs et des bois. La méthode d'extraction courante est la distillation à la vapeur des feuilles et des branches.

Litsée citronnée

Le Litsée citronnée a une odeur d'agrumes, mais sa durée de vie est plus longue que celle des agrumes. Il est considéré comme une note de cœur dans les parfums et est utilisé dans les Colognes et les désodorisants d'air.

Caractéristiques :

Son odeur est plus puissante que celle du pamplemousse, boisée, chaude, camphrée et citronnée.

La méthode d'extraction courante est la distillation à la vapeur.

Il se marie bien avec le basilic, le laurier, le poivre noir, la cardamome, le bois de cèdre, la camomille, la sauge sclarée, la coriandre, le cyprès, le camphre, l'encens, le géranium, le gingembre, le genévrier, les agrumes, le palmarosa, le patchouli, le romarin, le bois de santal, le théier, le thym, le vétiver, et l'ylang-ylang.

Branches et feuilles

Menthe poivrée

Extraite par distillation des feuilles de menthe, l'essence de menthe poivrée dévoile un arôme chaleureux et profondément vert, herbacé et intense, ponctué d'une touche vivifiante, éclatante et verdoyante. Cette huile est utilisée dans l'industrie des parfums.

Elle se marie bien avec le basilic, le benjoin, le poivre noir, le cèdre, le cyprès, l'eucalyptus, le géranium, le pamplemousse, le genévrier, la lavande, le citron, le citron vert, la marjolaine, la fleur d'oranger, le pin, le romarin, le thym, et l'arbre à thé.

Menthe verte

La menthe verte est utilisée comme alternative à la menthe, car la teneur en menthol dans la menthe peut atteindre 40 %, tandis que la menthe verte n'en contient que 0,5 %. Ainsi, la menthe ayant une odeur piquante et vive, elle est mélangée avec un peu de menthe verte pour réduire l'intensité de l'odeur.

Description olfactive : Semblable à l'odeur de la

menthe, avec une légère note fruitée, mais moins intense.

Méthode d'extraction courante : Distillation à la vapeur des feuilles, des fleurs et des bourgeons.

Se marie bien avec : Le basilic, le benjoin, l'eucalyptus, le jasmin, la lavande, le citron, l'orange, la menthe et le romarin.

Eucalyptus

L'eucalyptus donne une odeur très puissante et rafraîchissante, similaire à celle de la citronnelle. Lorsqu'il sèche, il développe une odeur de douce baume florale. Il contient environ 90 % de terpène camphré, une note olfactive douce rappelant la menthe. Il constitue une source naturelle de citronellal et est utilisé dans l'industrie des parfums pour apporter une senteur citronnée rafraîchissante similaire au camphre. Il est recommandé de l'utiliser en petites quantités dans le parfum pour ne pas dominer les autres odeurs.

Description olfactive : Comme la menthe, le camphre boisé, la lavande, les fougères, le thym et le citron. L'huile d'eucalyptus est extraite par distillation à la vapeur.

Absolu de feuilles de thé

Liquide ambré à l'odeur légère et herbacée, utilisé dans l'industrie de la parfumerie pour produire une odeur herbacée dans certains parfums floraux.

Description olfactive : Odeur herbacée douce et boisée.

Les feuilles de thé absolu sont extraites par des solvants.

Se marie bien avec : Fleur d'oranger, gardénia, freesia et parfums boisés ou aldéhydés.

Sauge sclarée

La sauge sclarée est une huile essentielle contenant du linaloolet de l'acétate de néryle. Elle est utilisée dans les bases chyprées, fougères, orientales, et les parfums du tabac, ainsi que dans les notes aldéhydées et les parfums boisés. Elle sert également de fixateur pour les eaux de Cologne.

Description olfactive : Elle a une odeur riche, douce et herbacée.

Son extraction se fait par distillation à la vapeur.

Patchouli

Le patchouli, huile essentielle au cœur des fragrances, sert de fixateur dans l'art de la parfumerie, amplifiant et harmonisant les arômes des différents composants avec une stabilité remarquable. Unique dans son genre, il échappe à la possibilité de synthèse, se distinguant comme un élément clé des parfums chyprés, orientaux, floraux et gourmands. La plupart des huiles essentielles s'oxydent et perdent en qualité avec le temps, mais le patchouli au contraire voit son odeur s'améliorer.

Il peut être mélangé avec de la coriandre, de la cardamome, des huiles d'agrumes, de la lavande, du géranium, du bois de santal et du cèdre.

Patchouli noir

L'huile essentielle de patchouli noir est utilisée dans les bases orientales, boisées, fougères et chypre. Elle se caractérise par une odeur douce similaire au goudron, qui reste stable pendant des semaines ou des mois avant de se transformer en une fragrance boisée sèche, puis évolue vers une note de baume florale et chaude. Description olfactive : élégante, terreuse, évoquant le vieux baume boisé, riche en herbe. Elle peut être harmonieusement mélangée avec le labdanum, le vétiver, le bois de santal, le cèdre, la coumarine, le lichen de géranium, le clou de girofle, la lavande, la rose, la fleur d'oranger, le jasmin, la cannelle, la marjolaine, l'opoponax, le pin, le cassia, l'Ylang-ylang, la bergamote, l'encens et la myrrhe.

Patchouli ultra léger

Le Patchouli Ultra Léger offre une essence parfumée remarquable par sa fragrance claire et empreinte d'agrément, jouant un rôle clé dans l'essor aromatique d'un parfum Description olfactive : une odeur riche, profonde, boisée, ambrée-terreuse avec une touche de poudre.

Absolu de feuilles de Violette

Il est largement utilisé dans l'industrie du parfum pour ajouter une odeur verte et vibrante. Il est utilisé à des concentrations très faibles dans les parfums ou les bases florales telles que Muguet, Violette, Chypre, Aldéhydes et Bois.

Description olfactive : Il a un parfum fort de feuilles vertes, mais avec une note florale. Méthode d'extraction courante : Extraction par solvant.

Il se marie bien avec : Tubéreuse, Narcisse, Feuilles de thé, Cumin, Basilic, et de nombreux autres ingrédients.

Graines

Anis	Graines de carottes	Coriandre	Cardamome
Poivre noir	Clou de girofle		

Coriandre

L'huile de coriandre est extraite des graines et des feuilles, chaque type d'huile ayant des propriétés distinctes. L'huile extraite des feuilles a une odeur forte d'herbes, mais c'est généralement l'huile de graines qui est utilisée. Elle se caractérise par un parfum sucré, herbacé, épicé, boisé et fruité.

Description olfactive : Douce, herbacée, épicée, boisée, fruitée.

Méthode d'extraction courante : Distillation à la vapeur des graines ou des feuilles.

Elle se marie bien avec : Bergamote, épices, citronnelle, huile de sauge sclarée, cyprès, encens, géranium, gingembre, agrumes, fleurs, marjolaine, pin, bois de santal, vétiver, ylang-ylang.

Cardamome

Description olfactive : Chaude, boisée, riche, sucrée, épicée, avec une évolution vers une note boisée, balsamique et presque florale en séchant.

Méthode d'extraction courante : Distillation à la vapeur des graines.

Elle se marie bien avec : Cannelle, clou de girofle, orange, rose, ylang-ylang, coriandre, encens, rose, géranium, Litsée citronnée, huiles d'agrumes et de bois.

Noix de muscade

L'extraction de l'essence de noix de muscade s'opère au travers de la distillation des fruits qu'elle porte. Une autre voie, celle de l'extraction au CO_2, permet également de recueillir son huile, dont l'arôme est fréquemment estimé supérieur à celui issu de la distillation traditionnelle par vapeur. On peut également extraire l'huile en utilisant la méthode de distillation à la vapeur des graines.

Description olfactive : D'une légèreté envoûtante, la muscade fraîche déploie des notes fraîches et épicées. Avec le temps, une fois séchée, elle se pare d'un parfum boisé, conservant néanmoins une chaleur et une douceur enveloppantes. Elle se marie bien avec : le poivre noir, le bois de cèdre, le clou de girofle, la coriandre, l'encens, le musc, le jasmin, le genévrier, les agrumes, la fleur d'oranger, le patchouli, la menthe, la rose, le romarin, le bois de rose, le bois de santal, l'arbre à thé, le vétiver et l'ylang-ylang.

Clou de girofle

Le giroflier se présente comme un arbre dont chaque fragment recèle une huile essentielle. L'huile extraite des bourgeons est utilisée en petites quantités dans tous types de parfums, et lorsqu'elle est associée à la vanille, elle produit un parfum de fleur de girofle. Elle est également utilisée dans les mélanges orientaux. Elle se distingue par son parfum frais, luxueux, chaud et épicé.

Description olfactive : Fraîche, luxueuse, chaleureuse, épicée.

Méthode d›extraction courante : Distillation des bourgeons à la vapeur.

Elle se marie bien avec : Les épices, le basilic, le laurier, la bergamote, le poivre noir, la camomille romaine, la sauge sclarée, le musc, le gingembre, le pamplemousse, le jasmin, la lavande, le citron, la mandarine, la fleur d'oranger, la noix de muscade, l'orange, le patchouli, la marjolaine, le bois de santal, la vanille, l'ylang-ylang.

Huile essentielle d'anis étoilé

L'huile essentielle d'anis étoilé est une huile parfumée extraite par distillation à la vapeur, elle se caractérise par un parfum chaud, doux, piquant, rappelant l'odeur de réglisse avec des notes profondes de baume et de bois.

Elle se marie bien avec : l'ambre, le cumin, la cardamome, le bois de cèdre, la cannelle, le clou de girofle, la coriandre, le cyprès, l'aneth, le fenouil, le gingembre, le jasmin, la lavande, la mandarine, la mimosa, l'orange (douce).

Poivre noir

Le poivre noir est utilisé en petites quantités dans l'industrie des parfums, où il apporte de la profondeur aux parfums floraux, au clou de girofle et au jasmin.

Description olfactive : Une senteur fraîche, boisée, sèche avec une teneur élevée en terpènes, chaude, légèrement piquante comme le poivre noir moulu.

Méthode d'extraction courante : Distillation à la vapeur.

Il se marie bien avec : Le basilic, la bergamote, le boronia, la cardamome et d'autres huiles épicées, l'encens, le géranium, le gingembre, le pamplemousse, le jasmin, le bois de santal, et la vanille.

Poivre rose

Le poivre rose est une huile incolore à très légèrement verdâtre, transparente.

Méthode d'extraction : Distillation à la vapeur.

L'huile de poivre rose est plus légère et plus odorante que l'huile de poivre noir.

Description olfactive : Elle se distingue par un parfum frais, chaud et doux avec une note florale subtile, une odeur boisée sèche, et une touche fumée.

Elle se marie bien avec : L'ambre, le baume du Pérou, la

bergamote, le poivre noir, le cèdre, la camomille, les épices, l'ylang-ylang, l'eucalyptus, le cumin, l'encens, les fleurs, le genévrier, le lys, la lavande, la citronnelle, la menthe, le néroli, la noix de muscade, l'okoumé, le patchouli, le pin, le bois de santal, les agrumes et la vanille.

Racines

Gingembre

Le gingembre, issu de la plante fleurie Zingiber officinale, se présente sous deux formes : racine fraîche et séchée. Ses rhizomes sont prisés à la fois comme condiment dans l'art culinaire et comme remède dans les pratiques médicinales ancestrales. Son parfum ressemble à la coriandre et aux agrumes, puis vient un parfum chaud, épicé, doux et lourd. Il est nécessaire de l'utiliser avec parcimonie et son parfum peut varier. Lors de la distillation des racines, si ces dernières sont fraîches, elles produisent une huile de bonne qualité.

Description olfactive : Chaud, épicé, terreux et boisé.

Méthode d'extraction courante : distillation à la vapeur d'eau des racines.

Se marie bien avec : le laurier, le poivre noir, la sauge sclarée, la coriandre, l'eucalyptus, le gingembre, le citron, la mandarine, Mousse de chêne, l'orange, le baume du

Pérou, le petit-grain, le romarin, l'Ylang-ylang et la plupart des huiles d'épices.

Absolu de Racine d'Angélique

- Description olfactive : Terreuse, boisée, herbacée et ressemble à l'odeur animale avec une note épicée.
- Méthode d'extraction courante : par distillation à la vapeur d'eau des racines sèches.
- Se marie bien avec : les huiles d'ambre, de bergamote et d'agrumes, le poivre noir, la cardamome, le bois de cèdre, la sauge sclarée, le cyprès, le géranium, le gingembre, le pamplemousse, la canneberge, le citron, le citron vert, la marjolaine, le néroli, la mousse de chêne, l'orange douce, le palmarosa, le patchouli, le petit-grain, la rosalina, l'arbre à thé et le curcuma.

Racines d'angélique distillées :

Elles sont extraites par distillation des racines de la plante, leur couleur et leur viscosité variant en fonction du type de racines utilisées dans le processus de distillation.

Elles se mélangent bien avec d'autres huiles telles que l'huile de patchouli, l'huile de sauge sclarée le vétiver, l'hédione, l'écorce de chêne, la fougère et la coumarine.

Costus :

Le Costus appartient à la famille des Costacées et se décline en trois types : arabe, indien et syrien. Le type arabe est le meilleur, se développant à l'état sauvage dans les hauteurs de l'Himalaya. Il possède un parfum délicat rappelant le bois ancien. Utilisé en petites quantités dans les parfums, il confère profondeur et tenue. Il est extrait par distillation des feuilles de l'arbre, produisant un fixatif puissant avec une fragrance chaude de baume, associée à une odeur de cuir. Il est utilisé dans les parfums aldéhydiques, les parfums ambrés et les parfums orientaux, et constitue un ingrédient essentiel dans les compositions ambrées.

Description olfactive : Boisée, animale, avec une odeur de cuir et de labdanum.

Méthode d'extraction courante : Distillation à la vapeur des feuilles ou de la gomme labdanum.

Se marie bien avec : le santal, la rose, la violette, le patchouli, la myrrhe, la mousse de chêne, les agrumes, le boronia, les graines de carotte, le bois de cèdre de l'Atlas, la camomille, les épices, l'huile de sauge sclarée, le cyprès, l'héliotrope, l'encens, le géranium, le jasmin, les baies, la lavande, le citron, l'estragon, le mimosa, l'opoponax, le palmarosa, le pin, le bois de rose, la vanille, le vétiver, l'ylang-ylang.

Nagarmotha (Cyperus) :

Le Nagarmotha (Cyperus) est extrait par distillation à la vapeur de ses racines et est utilisé dans la composition de parfums boisés, orientaux et fougères, servant généralement de fixateur. Il a une odeur similaire à celle de l'oud.

Il a une teinte ambrée claire ou jaune tirant légèrement vers le brun, transparent, et est légèrement visqueux.

Il se marie bien avec : le bois d'oud, la bergamote, le poivre noir, la casse, le bois de cèdre, la cannelle, la sauge sclarée, le café, l'encens, le galbanum, le jasmin, le labdanum, le mimosa, la myrrhe, la mousse, le néroli, le patchouli, la rose, le bois de santal, le tabac, la fève tonka, la vanille, le vétiver, l'ylang-ylang.

Huile de nard (Jatamansi) :

L'huile de nard, extraite des racines de la plante Nardostachys Jatamansi, prend sa force dans les terres de l'Inde ou les contrées d'Europe. Par un processus de distillation à la vapeur, ces racines livrent une huile aux reflets allant du jaune pâle à l'ambre, témoignage d'un héritage parmi les plus rares et vénérés.

Elle est utilisée avec des notes orientales, des fleurs lourdes, des parfums fougères, des bases boisées, et l'huile de bois de cèdre.

Méthode d'extraction : Distillation à la vapeur de l'huile essentielle.

Description olfactive : Terreuse, résineuse, humide, chaude, avec une légère note épicée et des nuances boisées vertes.

Bien se marie avec : le musc ambré, l'angélique, le poivre noir, le bois de cèdre, le champaca, les épices, le baume de sapin, le galbanum, le labdanum, le styrax, la menthe, le nardostachys, la mousse de chêne, le patchouli, le poivre rose, le pin, la rose, le bois de santal, la fève tonka, le vétiver, l'ylang-ylang.

Racines d'iris :

Les racines d'iris ont une fragrance douce, sucrée, chaleureuse, poudrée, ressemblant à la violette avec des nuances boisées délicates. Elles sont un excellent fixatif dans les parfums et sont utilisées dans la composition de parfums de tabac, de parfums orientaux, de parfums chypre, de Cologne et de parfums fougères.

Méthode d'extraction : Distillation.

Description olfactive : Une odeur sensible, douce, chaude, poudrée avec des notes florales rappelant les fleurs de violette et des nuances boisées délicates. Elles ont un excellent pouvoir fixatif.

Se marie bien avec : l'Oud, l'ambrette, l'amyris, le baume du Pérou, la cire d'abeille, la bergamote, le boronia, les graines de carotte, la casse, le bois de cèdre, la cannelle, la sauge sclarée, le clou de girofle, l'héliotrope, la coumarine, le linalol, le cacao, la coriandre, le cyprès, le géranium, le jasmin, et autres fleurs, la fleur de tilleul, le mimosa, la mousse de chêne, l'osmanthe, le patchouli, la rose, le bois de santal, la fève tonka, la vanille, le vétiver, les feuilles de violette, l'ylang-ylang.

Vétiver :

Le vétiver est extrait des racines séchées par distillation, et sa couleur est un brun terreux doux et très dense, évoquant les racines et la terre humide. Son odeur boisée confère une touche de luxe aux parfums, en faisant un excellent fixatif. Il existe plusieurs variétés de vétiver, chacune ayant ses propres caractéristiques, mais généralement, il offre une senteur d'herbe séchée avec des notes d'agrumes, de menthe, de terre ainsi que des notes vertes.

Le vétiver, avec son essence empreinte de notes boisées, trouve sa place au cœur des fragrances masculines, se distinguant comme un pilier incontournable de leur composition.

Description olfactive : Profonde, lourde, douce et résineuse, avec des notes boisées, terreuses et fumées.

Se marie bien avec : l'amyris, la bergamote, le poivre noir, la cardamome, la casse, le bois de cèdre, la cannelle, la marjolaine, le clou de girofle, le cacao, le café, la coriandre, l'eucalyptus, l'encens, le galbanum, le musc, le gingembre, le pamplemousse, le jasmin, la lavande, la citronnelle, la Litsée citronnée, la mandarine, le mimosa, la mousse de chêne, l'opoponax, l'orange douce, l'iris, le patchouli, la menthe, le petit-grain, la rose, le bois de santal, la mandarine, le tabac, les feuilles de violette, l'ylang-ylang.

Galbanum résinoïde :

Le Galbanum résinoïde_se caractérise par un parfum délicat, vert, avec des notes balsamiques douces et riches, et une présence boisée très marquée. Il est utilisé comme fixatif dans les parfums, en particulier avec la lavande et les parfums fougères, les notes orientales, les parfums chyprés, les parfums de pin, les notes boisées, et les nuances d'algues, ainsi que dans certains types de parfums floraux.

Description olfactive : Une senteur fraîche, verte, terreuse, balsamique, avec une note boisée prononcée et chaude.

Méthode d'extraction courante : Distillation à la vapeur de la résine.

Se marie bien avec : Les agrumes, le palmarosa, le géranium, toutes les épices, le poivre noir, le cumin, le gingembre, le bois, et la résine.

Huile essentielle de Galbanum :

L'essence de Galbanum se distingue par un arôme opulent et verdoyant, ponctué de notes sèches. Elle contient une substance appelée Myristicine, présente dans les herbes et les épices comme la noix de muscade, qui confère au parfum sa note chaude. Elle est utilisée en petites concentrations dans les compositions chypre, les parfums fougères, les parfums de pin, les notes boisées, les fragrances forestières, les notes d'algues, et dans de nombreux parfums floraux pour créer une senteur naturelle.

Description olfactive : Une senteur fraîche, verte, terreuse, balsamique, avec une note boisée prononcée et chaude.

Méthode d'extraction courante : Distillation à la vapeur de la résine.

Se marie bien avec les huiles d'agrumes, la bergamote, le citron, la mandarine, l'orange, le palmarosa, le géranium, toutes les épices, le poivre noir, le cumin, et le gingembre.

Fleurs

Brunia	**Jasmin**	**Geranium**	**Neroli**	**Rose**
Lavande	**Frangipanier**	**Jasmin d'arabie**	**Ylang-ylang**	**Champaca**
Gardénia	**Tubéreuse**	**Iris**	**Orchidée**	**Violette**

Lavande :

La lavande se distingue par son parfum herbacé avec une touche d'eucalyptus. Avec le temps, elle devient plus douce, rafraîchissante et apaisante, elle permet aussi de multiples utilisations. Elle est utilisée dans les parfums masculins, les colognes, les parfums fougères, les parfums ambrés et floraux. Description olfactive : Boisée, herbacée, florale, fraîche, douce, fruitée, avec une note camphrée.

Lavande, Haute Altitude :

Elle contient des esters à hauteur de 52 % (linalyle, terpényle, lavandulyl et acétate de géranyle), c'est pourquoi elle est utilisée comme notes de tête du parfum.

Absolu de lavande de France :

Extrait par solvants, il s'agit de notes de base dans le pa rfum. Description olfactive : Herbacée, florale, fruitée, moins intense que l'absolu classique. Son odeur est herbacée, verte, rafraîchissante, propre, avec une note vive.

Huile essentielle de lavande 42 / Lavande 40 :

Les données révèlent que ce produit est enrichi de 40 % à 42 % d'acétate de linalyle, un composé chimique d'origine végétale, couramment retrouvé dans une variété de fleurs et d'épices. Le parfum de la lavande est floral, herbacé, léger, avec des notes boisées.

Néroli :

L'huile de Néroli est extraite des fleurs de l'oranger amer. C'est une huile merveilleuse et élégante qui apporte de la fraîcheur aux compositions florales. Son parfum est très fort, léger, rafraîchissant, avec une note distincte de terpène sucré, bien que sa persistance soit quelque peu faible. L'huile de Néroli est utilisée dans la fabrication de la Cologne « 4711 » en tant que composant classique.

Fleur d'oranger :

L'huile de néroli est extraite de la fleur d'oranger amer,

tout comme l'huile de néroli, et les deux sont largement utilisées dans l'industrie des parfums. L'huile de néroli est utilisée dans les parfums orientaux lourds, ainsi que dans les Colognes (avec de la lavande, du citron et du romarin, et de la bergamote).

Description olfactive : Elle possède une odeur florale lourde, délicate, riche et fraîche.

Elle se marie bien avec : le benjoin, la camomille, la sauge sclarée, la coriandre, l'encens, le géranium, le gingembre, le pamplemousse, le jasmin, le genévrier, la lavande, le citron, le yuzu, l'orange, le palmarosa, le petit-grain, la rose, le bois de santal et l'ylang-ylang.

Rose :

L'huile essentielle de rose possède une odeur différente selon son origine, le type de rosier et la méthode d'extraction. L'extraction au dioxyde de carbone est l'une des meilleures, car elle conserve la même odeur que la rose naturelle. L'extraction de l'absolu d'huile essentielle de rose est très puissante, tandis que la rose extraite par distillation est plus soluble dans l'alcool mais perd certaines molécules.

Rose Otto de Bulgarie est la reine des roses en termes d'odeur et de luxe. Description olfactive : Très riche, profonde, sucrée et florale, avec une note chaude subtile.

L'huile essentielle de Rose Otto est plus légère en couleur et en texture par rapport à l'extraction au dioxyde de carbone ou à l'absolu de rose extraite par solvants. Elle n'a pas la même intensité olfactive que l'extraction au dioxyde de carbone ou l'absolu de rose.

Géranium :

Le Géranium, également appelé Géranium Bourbon, est largement utilisé dans l'industrie de la parfumerie comme base pour la rose, la bergamote, le clou de girofle, la fleur de pommier et de nombreux autres types de parfums.

Description olfactive : Herbacée, verte, douce, florale et poudrée.

Méthode d'extraction courante : Distillation à la vapeur des fleurs.

Il se marie bien avec : Le basilic, la bergamote, le poivre noir, la camomille romaine, la sauge sclarée, le clou de girofle, le cyprès, le fenouil, l'encens, le gingembre, le pamplemousse, le jasmin, le genévrier, la lavande, le citron, la mandarine, la fleur d'oranger, le palmarosa, le patchouli, la menthe poivrée, la rose, le romarin, le bois de santal, et l'ylang-ylang.

Jasmin :

La fragrance de la fleur de jasmin reste un élément essentiel dans la composition des parfums, à l'instar de nombreuses autres fleurs. Son composant principal est l'acétate de benzyle, représentant environ 34%, lui conférant une senteur florale fruitée.

Description olfactive : Un parfum chaud, velouté, riche et apaisant avec des notes fruitées et des nuances de paille florale, doux et légèrement animal. Il est considéré comme une composante de tête dans le parfum et convient aux parfums masculins. Le jasmin renforce les notes florales supérieures et intermédiaires, contribuant à apporter la complexité et l'élégance olfactive aux parfums.

Jasmin Sambac :

Le parfum du jasmin Sambac est extrait par distillation fractionnée de la fleur de Sambac. Son odeur est fruitée avec des notes florales et de miel, sa richesse distinctive devient plus prononcée en base. Il est l'un des composants principaux des parfums de haute qualité, étant considéré comme le roi des fragrances florales.

Description olfactive : Douce, verte, fruitée, florale avec une touche riche de fleurs, de miel et de thé. Elle devient plus prononcée en base et n'est pas aussi sucrée que les absolus de Jasminum Grandiflorum.

Il se marie bien avec : L'ambre, l'amyris, la bergamote, le poivre noir, le boronia, la casse, le bois de cèdre, la camomille romaine, la cannelle, la sauge sclarée, la coriandre, le sapin, le baume, l'encens, le galbanum, le géranium, le pamplemousse, l'hélichryse, la lavande, le citron, la mélisse, le mimosa, la fleur d'oranger, l'orange, le palmarosa, le patchouli, la rose, le bois de rose, le santal, le musc, le vétiver, et les feuilles de violette.

Ylang-Ylang :

L'huile essentielle d'Ylang-Ylang est extraite par distillation à la vapeur des fleurs de la plante.

L'Ylang-Ylang Extra est utilisé dans les parfums de haute qualité, notamment ceux de type floral et oriental intense. Même de petites quantités d'huile peuvent apporter des merveilles aux bases florales.

Description olfactive : Une odeur douce, douce, florale, baumée, légèrement épicée, lourde, avec des notes fruitées et boisées.

Bien se marie avec : La bergamote, la casse, la camomille, la marjolaine, le clou de girofle, le costus, le camphre, le gingembre, le géranium, le pamplemousse, le jasmin, la lavande, le citron, la Litsée citronnée, la mandarine, le mimosa, la fleur d'oranger, l'opoponax, l'orange, le palmarosa, le patchouli, le baume péruvien, le benjoin, la rose, le bois de rose, le santal, le musc, le vétiver.

Tubéreuse :

Elle est extraite des fleurs de Polianthes tuberosa par distillation à la vapeur.

Elle possède une composition chimique très complexe, contenant des alcools, des esters aromatiques et des traces d'indole, d'eugénol et de cétones.

Description olfactive : Elle a une odeur florale très riche, propre et douce. Sa base florale est douce et merveilleuse avec une odeur intensément sucrée, enivrante, rappelant la fleur de miel, le baume du Pérou et la fleur d›oranger. Elle est utilisée dans les parfums floraux de haute qualité, en particulier dans les compositions florales sucrées.

Se marie bien avec : Le bois d'oud, l'ambre, les bois, le baume du Pérou, la cire d'abeille, les agrumes, la boronia, le clou de girofle, la carotte, la casse, le champaca, la sauge sclarée, le clou de girofle, la coriandre, la davana, le frangipanier, le gingembre, la paille, l'héliotrope, le jasmin, le tilleul, le styrax, le mimosa, la menthe, l'opoponax, le souci, l'osmanthe, la rose, la fève tonka, le curcuma.

Champaca :

Le Champaca, avec son caractère vert, sucré, crémeux et floral, se distingue par une senteur plus lourde que celle de l'ylang-ylang.

Elle est extraite par distillation à la vapeur des fleurs et des feuilles.

Se marie bien avec : Les agrumes, la lavande, la lime, le lichen de chêne, les bois, le bois d'oud, l'ambre, les épices, le costus, la davana, l'encens, le galbanum, la paille, l'Hélichryse, le jasmin, le labdanum, la fleur de tilleul, le styrax, l'amarante, l'opoponax, la tubéreuse, la rose, la fève tonka, la vanille, les feuilles de violette, l'ylang-ylang.

Résine et baume

Elémi	Myrrhe	Benzoin	Opoponax
Vanille	Ambre	Styrax	Encens
Mastic	Baume de Tolu	Baume de Pérou	

Parmi les ingrédients les plus anciens des parfums, les résines, qui constituent souvent la base des familles orientales, apportent luxe et profondeur aux autres familles de parfums. Les matières résineuses : la gomme, la gomme-résine, l'oléorésine, et le baume.

Résine

Les résines sont des sécrétions végétales naturelles

issues des arbres, résultant de l'altération de l'écorce due au vent, au feu, à la foudre, ou à toute autre cause provoquant l'oxydation des terpènes. Leurs principaux composants comprennent les acides de pin, les anhydrides d'acide de pin, les huiles essentielles, les pigments végétaux, les cires, et d'autres substances. Ils peuvent être utilisés dans la fabrication de produits médicaux, de parfums, de savons, de bougies, de peintures, et d'autres produits.

Elles peuvent être solides ou semi-solides, non cristallines, parfois transparentes, où leur transparence dépend de leur teneur en eau. À mesure que leur teneur en eau diminue, elles deviennent plus transparentes. Elles sont presque inodores, ont une faible solubilité dans l'eau, mais sont solubles dans l'alcool ou des solvants organiques, ainsi que dans l'huile.

Encens (résine oliban)

L'encens est constitué de matières anioniques ayant des poids moléculaires inhabituellement élevés. Il est largement utilisé dans l'industrie alimentaire en tant qu'agent de condensation, d'émulsion et de stabilisation. Il peut également être utilisé dans l'industrie de la parfumerie. La résine oliban est soluble dans l'eau et produit des solutions neutres ou légèrement acides.

Oléorésine

Une substance naturelle constituée d'exsudations provenant des troncs d'arbres et de l'écorce. Elle se caractérise par sa consistance liquide transparente et visqueuse, de couleur claire, extraite à l'aide de solvants qui produisent un liquide concentré de la matière végétale. L'huile parfumée est ensuite obtenue par distillation.

Styrax Benzoin (Benjoin)

Le benjoin est une résine balsamique obtenue en écorçant plusieurs types d'arbres du genre STYRAX, où le baume de latex s'écoule des blessures présentes dans l'écorce et le bois externe, créant intentionnellement des fissures. Il se présente sous forme de granules ovales blanches et fragiles, qui, après exposition à l'oxydation, prennent des teintes ivoire, jaune et brun. Ils peuvent être classés en fonction de leur taille et de leur couleur, et plus la taille du grain de benjoin est grande, plus il est considéré comme de première qualité. Il contient notamment de l'acide benzoïque.

Il existe deux types de benjoin :

Benjoin de Siam, avec un parfum oriental rappelant la vanille, souvent utilisé en parfumerie.

Benjoin de Sumatra, une substance économique et largement disponible, utilisée comme alternative au benjoin de Siam.

Son parfum est riche, sucré, chaud, poudré, balsamique, avec une légère note vanillée. Il est utilisé dans l'industrie cosmétique, la fabrication de savon, de bougies, de peintures, etc. Il se marie bien avec la bergamote, le poivre noir, la coriandre, ainsi qu'avec d'autres huiles épicées, le cyprès, l'encens, le géranium, le gingembre, le pamplemousse, le jasmin, le genévrier, le bois de santal, le musc et la vanille.

Opoponax

L'opoponax est une résine naturelle couramment utilisée pour la fabrication d'encens et de parfums. Il est extrait des cavités ou des vaisseaux tubulaires sous l'écorce et le bois de l'arbre Commiphora Erythraea dans la corne de l'Afrique et l'est de l'Afrique. Il s'écoule naturellement à travers les fissures des troncs et est extrait à l'aide de solvants, puis utilisé comme fixateur dans les parfums de haute qualité.

Il est fréquemment utilisé dans les parfums orientaux car il se marie bien avec les notes boisées, enrichissant ainsi la profondeur et la tenue du parfum. Son parfum est boisé, doux, avec des notes animales et une douceur terreuse. L'huile essentielle d'opoponax est extraite par distillation à la vapeur, parfois par distillation à l'eau. Elle se présente sous forme d'un liquide orange, d'un jaune pâle à ambre foncé, ou d'un liquide vert, avec un parfum doux, balsamique, chaud et frais.

Il se marie bien avec la coriandre, le labdanum, les parfums boisés et floraux lourds, les parfums chyprés, les parfums fougère, les parfums cuir, les parfums orientaux, la bergamote, le jasmin, le patchouli, le mimosa, et d'autres.

Myrrhe

La myrrhe est une plante appartenant à des petits arbres du genre Commiphora, produisant des résines, de la gomme et de l'huile essentielle. La résine primaire et la gomme sont obtenues en pratiquant des incisions dans l'écorce. La myrrhe se présente sous forme de larmes rondes ou irrégulières, de couleur rougeâtre à brun clair, contenant une quantité importante d'huile essentielle, soluble dans l'eau et l'alcool.

Elle est utilisée dans l'industrie des parfums comme fixateur excellent, notamment dans les bases orientales, chyprées, boisées, les notes forestières, les parfums de pin, et se marie parfaitement avec l'alcool cinnamique, le géranium, le linalol, le nitro-musc, le patchouli, les huiles épicées, et les bases de parfum florales sucrées et riches.

L'huile de myrrhe extraite par distillation à la vapeur est d'une couleur jaune pâle à orange pâle ou ambrée, très visqueuse. Son odeur est chaude, chaleureuse, balsamique et devient plus sucrée à mesure qu'elle sèche, avec une saveur piquante mais très riche et agréable.

Oliban

L'oliban est un type de résine de l'arbre à encens, une résine naturelle utilisée dans les encens et les produits de soins de la peau, dérivée de l'arbre Boswellia serrata. Une incision est pratiquée dans le tronc de l'arbre pour extraire la résine, qui est ensuite stockée dans un panier en bambou pendant environ un mois. La substance est semi-solide, sous forme de blocs jaunes pâles ou d'ambre pâle, en forme de larmes ou de gouttes, et varie en taille.

Les résines d'oliban sont extraites au moyen d'alcool. L'absolu d'oliban est une masse solide de couleur ambre pâle, avec une odeur balsamique fraîche, verte, boisée, sucrée et balsamique, avec des notes vertes de citron vert, utilisé dans les eaux de Cologne aux agrumes pour modifier l'intensité de la bergamote et des huiles d'orange, ainsi que dans de nombreux parfums orientaux, ambrés, poudrés, floraux, épicés, de violette et de parfums masculins. Le terme « olibanol » fait référence au composé de l'oliban.

Élémi

L'élémi, avec son arôme poivré, est une huile prisée dans la composition des parfums masculins, où elle apporte chaleur et profondeur à la fragrance. Cette huile, chaude et épicée, évoque les notes d'agrumes. Extrait par des solvants, l'élémi est intégré aux eaux de Cologne, contribuant à leur meilleure diffusion ainsi qu'à leur tenue prolongée. Il est également utilisé dans les parfums pour ajouter une note rafraîchissante aux fragrances boisées et épicées, en particulier dans les parfums pour hommes. Il est extrait par distillation des résines à la vapeur, et c›est une huile incolore ou jaune pâle avec un arôme boisé et fumé, similaire à l›encens, mais avec une concentration plus élevée en terpène, lui donnant une note légère, fraîche, citronnée, balsamique, boisée, douce et épicée. Il est utilisé dans les parfums fougères, chyprés, et eaux de Cologne, ainsi que dans les bases florales lourdes et orientales, les muguets, et les orchidées.

Styrax

Le Styrax, un baume naturel, se forme comme en résine dans les tissus du bois et l'écorce du Liquidambar Orientalis, un arbre de taille moyenne originaire d'Asie Mineure et des îles environnantes. Il est utilisé dans les parfums et les fragrances florales, se mélangeant parfaitement avec la coumarine, le linalol, l'anis aldéhyde, l'ylang-ylang, les bases de jasmin et l'iris. Le Styrax distillé à la vapeur est un liquide jaune pâle à blanc presque aqueux, visqueux, avec une odeur très riche, douce, balsamique, florale et épicée. Il est soluble dans l'alcool.

Ambre

L'ambre est une résine fossilisée provenant de conifères éteints dans certaines régions des forêts de pins. Elle s'est fossilisée et formée il y a des milliers d'années, se présentant sous forme de pièces circulaires, de blocs irréguliers ou de grains et gouttes. Lorsqu'il est brûlé, il émet une flamme brillante et une odeur agréable, et il est utilisé dans la fabrication de bijoux. L'huile d'ambre brut est produite par distillation à sec et est utilisée dans l'industrie des parfums, se mélangeant parfaitement avec l'oliban, le castoréum, l'iris et la violette. L'huile de rétinoïde d'ambre, distillée à partir de diverses résines, est actuellement utilisée comme parfum, un mélange de composants comprenant le benjoin, la vanille et le labdanum. L'ambre n'est pas une pierre précieuse et est généralement décrit comme ayant une odeur orientale, chaude, douce, évoquant le labdanum et la vanille.

grammes 100	Matière	Ambre
18	labdanum	labdanum oil
10	Vanille	vanillin
72	Benjoin	siam benzoin resinoid

Grammes	Matière	
34.55	Vanille	Vanillin
45.45	Labdanum	Labdanum oil
20.00	Benjoin	Siam benzoin resinoid

Mastic

Le mastic est une résine naturelle d'oléorésine extraite du très petit arbre Pistacia Lentiscus par l'intermédiaire de fentes créées dans le tronc. Rapidement, l'oléorésine se solidifie et devient dure et cassante. Il a une odeur similaire à celle de l'essence de térébenthine, mais il contient une petite quantité d'huile essentielle qui peut être extraite par distillation à la vapeur. L'huile extraite est un liquide jaune pâle avec une odeur de baume rafraîchissante. Le mastic est utilisé dans les cologne d'agrumes, la lavande et les parfums de type fougère.

Baume

Le baume est une substance naturelle brute, généralement extraite d'arbres ou de plantes, souvent obtenue de fleurs ou de branches (comme la vanille et les racines d'iris). Il se présente sous forme de blocs résineux, de substances semi-solides ou de liquides visqueux, insolubles dans l'eau mais solubles dans l'alcool. Caractérisé par une haute teneur en acide benzoïque, en benzoates, ainsi qu'en acide cinnamique ou cinnamates, le baume se distingue par sa composition chimique unique

Vanille

La vanille est une orchidée appartenant à la famille des Orchidaceae, vivant dans les régions tropicales. Il existe de nombreuses espèces, la plus célèbre étant la vanilla planifolia (vanille à feuilles plates), dont la poudre de vanille est extraite de ses fruits. Ce fruit, prenant la forme d'une longue gousse qui noircit en séchant, est utilisé pour fabriquer des desserts. Son parfum est agréable. Elle est également utilisée dans les compositions de saveurs des cigarettes ainsi que dans l'industrie des parfums. La fleur d'orchidée est également connue sous le nom d'orchidée papillon.

Cette fleur vit entre 7 et 14 jours. La vanille est cultivée au Mexique, à Madagascar, à La Réunion, à Tahiti, aux Comores, en Guadeloupe, en Afrique de l'Est, en Indonésie et aux Seychelles. Vanilla planifolia est la plus largement répandue, elle est également connue sous le nom de vanille Bourbon. Elle est cultivée à Madagascar, en Indonésie et aux Comores. Son parfum est très riche, chaud, doux, boisé, animal, avec des notes de tabac et une touche de baume.

Vanilla tahitensis, un hybride entre la vanille planifolia et la vanille odorata. Vanilla pompona, connue sous le nom de vanille pompona, est cultivée dans certaines régions d'Amérique centrale et du Sud. Elle est l'une des espèces les plus utilisées dans l'industrie.

Oléorésine de Vanille : Elle contient certaines substances résineuses, étant semi-solide et fabriquée à l'aide de solvants à partir de l'extrait de vanille. Il est courant de perdre certaines saveurs et odeurs pendant le processus d'extraction. Elle se présente généralement sous forme de liquide visqueux brun foncé avec une odeur sucrée rappelant la vanille, ainsi qu'une essence ressemblant au tabac.

Baume du Pérou

Le baume du Pérou est un produit résineux qui suinte du tronc de l'arbre d'Amérique centrale, Myroxylon Pereirae. L'écorce de l'arbre est fendue, et un morceau de tissu est placé à l'intérieur de la fente contenant la résine. La résine est absorbée par le tissu, et lorsqu'il est saturé de la substance, il est trempé dans de l'eau bouillante. La chaleur sépare la résine du tissu, la résine flotte alors à la surface puis est collectée.

Le baume du Pérou, de couleur brun rougeâtre transparent, est utilisé à hauteur de 10 % dans les parfums comme fixateur.

Description olfactive : une odeur balsamique avec une note sucrée de vanille. Sa couleur est semblable à la cannelle et à la fumée.

Méthode d'extraction courante : extraction par solvants.

Se marie bien avec : la cardamome, le clou de girofle, le bois de cèdre, la cannelle, le clou de girofle, le baume de pin, le jasmin, l'encens, le lotus, la mandarine, l'orange, les racines de violette, le patchouli, le petit-grain, la rose, le bois de santal, la fève tonka, l'ambrette, la vanille, les feuilles de violette, l'ylang-ylang

Baume de Tolu

Le baume de Tolu est un type de baume extrait de la résine naturelle de l'arbre Myroxylon balsamum (Baumier de Pérou). Les troncs de l'arbre sont incisés pour obtenir ce baume. Il se compose d'une teneur en huile essentielle très faible, ce qui le qualifie comme résine ou baume. Le baume se présente sous forme de masse brunâtre, orange brunâtre ou brunâtre jaunâtre, assez similaire au baume du Pérou, mais légèrement plus doux et plus élégant.

Son odeur, complexe et séduisante, mêle principalement des notes de cannelle et de vanille, enrichies d'un parfum floral doux et attirant, le tout relevé par une touche poivrée.. Il est généralement utilisé comme fixateur naturel dans les parfums, à hauteur d'environ 4%.

Extraite par distillation à la vapeur, l'huile de baume Tolu est visqueuse et dégage une douce odeur florale, associée à une note chaude et tranchante qui s'estompe rapidement. On y perçoit également une touche fruitée florale légèrement épicée et sucrée, avec une longue tenue.

L'huile de baume Tolu extraite par distillation sèche est un liquide visqueux de couleur ambrée ou jaune pâle qui se transforme en cristaux ambrés lorsqu'il est refroidi.

Il est utilisé dans de nombreux parfums aux notes florales sucrées et se marie bien avec le bois de santal, la bergamote, le tabac, le cuir, offrant un effet poudré lorsqu'il est mélangé avec le patchouli, l'iris, le musc, et les cétones de bois de Cèdre.

Labdanum

Le labdanum est une résine brune riche qui provient de la plante du ciste (Cistus ladaniferus), un petit arbuste qui pousse autour de la mer Méditerranée. Son utilisation remonte à l'Antiquité, où il était employé comme composant naturel dans la fabrication de parfums. Le labdanum occupe une place centrale dans l'industrie du parfum, constituant un élément fondamental des fragrances chyprées et orientales.

La résine est récoltée à partir des poils des moutons qui se nourrissent des buissons, plus tard, des outils spéciaux ont été inventés pour la collecte directe des buissons. Le labdanum est principalement utilisé dans l'industrie des parfums et est extrait en faisant bouillir les feuilles et les branches, ou par l'utilisation de solvants, ou encore par distillation à la vapeur.

Le labdanum se marie bien avec la bergamote et d'autres huiles d'agrumes, le bois de cèdre, la cannelle et la sauge, le cyprès, l'oliban, les fleurs de jasmin, le genévrier, la lavande, le styrax, la mousse de chêne, le patchouli, les roses, la vanille, le vétiver, le nitro-musc, les ionones, le linalol, les huiles d'aiguilles de pin, la coumarine, le bois de santal, et il existe de nombreuses bases de parfum dans lesquelles il peut être intégré.

Gomme de labdanum

La gomme de labdanum, également appelée « oliban », est la substance résineuse dérivée de la plante Cistus Ladaniferus. Elle est extraite des feuilles et des branches de la plante en les faisant bouillir dans de l'eau.

Le labdanum a une odeur sucrée, avec une note de baume, et herbacée qui ressemble quelque peu à l'ambre et présente des nuances animales. Il est riche et persistant.

Résine de labdanum

La résine de labdanum, un extrait résineux de labdanum, est préparé par extraction à l'alcool. Il s'agit d'un liquide visqueux brun foncé dont l'arôme est plus doux que le labdanum.

L'absolu de résine de labdanum est largement utilisé comme fixatif en parfumerie, apportant une douceur distinctive et un parfum semblable à l'ambre.

Huile de labdanum

L'huile de labdanum, produite par distillation à la vapeur de la matière végétale (feuilles et branches de Cistus Ladaniferus), est également connue sous le nom d›« huile de ciste ».

Bois

Cannelle

L'arbre à cannelle produit des huiles essentielles à partir de ses feuilles, de son écorce et de ses racines, mais les meilleures huiles et les plus précieuses sont celles extraites de l'écorce. L'écorce a une couleur dorée, et à mesure que l'arbre mûrit, elle devient rouge. La cannelle verte suggère des arômes de printemps : herbes fraîchement récoltées et feuilles croquantes.

Description olfactive : Forte et épicée, chaude, sucrée, aromatique, persistante et sèche.

Méthode d'extraction courante : Distillation de l'écorce de cannelle.

Se marie bien avec : le bois, les épices, les agrumes et la menthe.

Bois de rose

Le bois de rose dégage une odeur rafraîchissante, douce, boisée, chaude, et quelque peu rosée. Il a une saveur fruitée avec un parfum étonnant, associé à une fragrance florale. Il contient environ 60 % de linalol.

Description olfactive : Douce, boisée, fruitée et florale.

Méthode d'extraction courante : Distillation à la vapeur du bois.

Il se marie bien avec : Les bois, les agrumes, les épices, les huiles herbacées et florales.

Bois de cèdre

Il existe plusieurs types de bois de cèdre de Virginie, extrait des arbres à cèdre en Virginie.

L'huile de bois de cèdre de Virginie est d'une couleur jaune pâle à orangée, tendant vers le jaune clair, et lorsqu'elle est rectifiée, elle produit un liquide huileux blanc moins visqueux que les huiles de bois de cèdre de l'Atlas ou du Texas.

Description olfactive : Boisée, légèrement herbacée, sèche, avec une note résineuse, ambrée.

Il est largement utilisé dans les compositions boisées pour apporter un effet boisé sec et ambré.

Il se marie bien avec : Le bergamote, la sauge sclarée, le néroli, la rose, le bois de santal, le genévrier, le cyprès, le vétiver, le patchouli et le benjoin.

Huile de bois de cèdre de l'Atlas

L'huile de bois de cèdre de l'Atlas est largement utilisée dans l'industrie de la parfumerie en raison de son effet fixateur et de son parfum unique.

Elle se marie bien avec les produits de labdanum et avec tous les types de parfums boisés et floraux.

Description olfactive : possède un parfum boisé, de cuir, ambré, floral, fruité, avec des nuances chaudes et animales, une note de baume, une touche orientale, son odeur est crémeuse chaude distinctive.

Elle est utilisée dans les parfums d'encens, d'oud et de fleurs sous toutes leurs formes.

Bois de Santal Australien

L'huile de bois de santal d'Australie est considérée comme l'une des variétés les plus importantes de bois de santal dans l'industrie des parfums. C'est un liquide visqueux de couleur jaune pâle avec une odeur douce, boisée et très persistante. Il est également utilisé dans l'industrie des parfums pour ses composants boisés balsamique, en plus de son effet fixateur.

Il se marie bien avec l'huile de linaloolou l'huile de rose, ainsi qu'avec les huiles florales, le géranium, l'eugénol, et l'huile de vétiver.

Bois d'Oud

Depuis l'antiquité, l'oud occupe une place privilégiée dans l'âme des Arabes, symbolisant l'hospitalité et étant utilisé lors des occasions religieuses et sociales. Les poètes ont tissé les louanges de l'oud dans leurs vers, enveloppant leurs poèmes de son éloge. Sa multitude d›appellations souligne l'empreinte profonde qu'il laisse dans leurs esprits.

L'oud est extrait de certains arbres appartenant à des familles botaniques spécifiques, principalement répartis dans les pays du sud-est de l'Asie, illustrant la diversité des familles, genres et espèces d'arbres à oud, et leur distribution géographique. Les familles d'arbres les plus connues appartenant à cette catégorie sont de la famille Thymelaeaceae. Plusieurs genres d'arbres à oud relèvent de cette famille, le plus répandu étant le genre Aquilaria suivi du genre Gyrinops. Sa présence est limitée à divers pays d'Asie du Sud-Est, notamment l'Inde, le Bangladesh, le Bhoutan, la Birmanie, la Thaïlande, le Laos, la Chine, les Philippines, le Vietnam, le Cambodge, la Malaisie, l'Indonésie, et la Papouasie-Nouvelle-Guinée, à l›exception du Sri Lanka.

Plusieurs espèces d'arbres à oud relèvent du genre Aquilaria, parmi lesquelles :

Premièrement : A. malaccensis, présente dans les pays suivants : Inde, Bhoutan, Bangladesh, Birmanie, Thaïlande (sud), Malaisie, Brunei, Indonésie. Il convient de noter que l'espèce A. agallocha présent en Inde, au Bangladesh, et au Bhoutan, a récemment été classée sous A. malaccensis.

Deuxièmement : A. crassna, que l'on trouve au Laos, au Vietnam, au Cambodge et en Thaïlande (est). En ce qui concerne le genre Gyrinops, il comprend plusieurs espèces d'arbres à oud, dont les plus connues sont G. versteegii en Indonésie et G. walla au Sri Lanka.

Comment ces arbres produisent-ils de l'oud ?

Des champignons spécifiques, des organismes

microscopiques, se nourrissent de la cellulose présente dans le bois de l'arbre lorsque le tronc ou les branches de l'arbre à oud sont endommagés par des trous ou des fissures, causés par des tempêtes ou des événements similaires.

Les arbres produisent alors des sécrétions qui entourent ces champignons pour protéger les parties non touchées. Plus le conflit entre les champignons et l'arbre dure, plus l'arbre augmente ses sécrétions. Lorsque ces sécrétions se mélangent au bois de l'arbre blanc, l'oud résultant possède une couleur brune foncée à noire. La qualité de l'oud est associée à divers facteurs, dont la durée du conflit entre l'arbre et les champignons, entraînant une augmentation continue des sécrétions de l'arbre.

Par le Dr Hassani Ahmed Al-Rafai, une brève présentation du Dr émirati Hassani Ahmed Al-Rafai, titulaire de deux doctorats. Sa deuxième thèse était intitulée « Le parfum dans la littérature arabe : l'oud comme modèle », couvrant les aspects littéraires, sociaux, historiques, géographiques, scientifiques, juridiques et anthropologiques de l'oud. Sa deuxième thèse de doctorat constitue la première des quatre parties de l' « Encyclopédie de l'oud et de l'huile d'oud » dont il est l'auteur . Son nom a été mentionné en tant que chercheur dans le domaine des arbres oud au Musée national d'histoire naturelle indonésien. Il a créé plusieurs épisodes sur YouTube, notamment « Voyage à la recherche des arbres d'oud », « Types de fraude dans l'oud » et « Aperçus sur l'oud et l'huile d'oud ». Il a également présenté un document lors d'une conférence pour les commerçants et les fabricants dans la province de Bangka, en Indonésie, le 3 avril 2014. Le titre de sa présentation était « Arbres oud : histoire et méthodes de protection contre les ravageurs ».

L'huile d'oud, au parfum délicieux, est obtenue à partir de l'arbre d'oud infecté après un processus de distillation à la vapeur et à l'eau du bois d'oud. La procédure se déroule en plusieurs étapes :

1-Préparation du bois : Le bois est découpé en petits morceaux puis broyé en poudre, en le martelant avec un grand marteau. Une autre méthode utilisée en Thaïlande consiste à broyer le bois d'oud avec un moulin électrique pour le transformer en poudre.

2-Fermentation : Les morceaux ou la poudre sont trempés dans l'eau pendant une période de 5 à 30 jours. Au cours de cette période, le processus de fermentation se produit, aidant à convertir une grande partie de la cire présente dans le bois d'oud en huile d'oud.

3- Le bois d'oud imbibé est placé dans des alambics (chaudières) de distillation, et le tube de distillation passe à travers un réservoir d'eau pour la condensation. Il existe également un type moderne qui utilise un condenseur compact avec de l'eau qui circule à l'intérieur.

4-Le feu est allumé en dessous, et il est impératif d'utiliser du bois de chauffage, caractérisé par sa puissance calorifique et sa combustion lente. Le bois d'oud reste sur la flamme modérée pendant une période allant de 7 à 60 jours, selon le type de bois d'oud.

Plus le bois est de bonne qualité, plus le rendement de la distillation est élevé, et vice versa.

5-Le gras recueilli à la surface de l'eau dans le récipient de collecte, au bout du tube de condensation, est placé dans un récipient ouvert sans couvercle pendant une période d'au moins un mois, exposé à la chaleur du soleil pour permettre l'évaporation de l'eau.

Les prix de l'oud sont élevés, en fonction de la qualité du bois d'oud et de l'huile essentielle. La coupe indiscriminée des arbres malades et sains menace la nature de l'extinction, y compris l'Aquilaria, notamment l'Aquilaria malaccensis. Les meilleures souches de bois d'oud proviennent d'arbres âgés de 50 ans ou plus, mais la résine peut être produite dès l'âge de 20 ans. L'huile d'oud pure a une apparence liquide jaune à brun, une odeur douce et un pouvoir de dissolution dans l'alcool. Comme toute chose précieuse, l'oud est rare, en quantité limitée et prend du temps à cultiver. Face à de nombreuses difficultés, y compris les complexités et les coûts de l'extraction de l'oud, il n'est pas étonnant que cette substance rare soit très précieuse.

Écrit par le Dr Hussein Ahmed Al-Rifai

Algues et goémons

Mousse de Chêne :

La mousse de chêne est un champignon présent dans les forêts de montagne, poussant généralement sur les branches et les troncs des chênes. On le trouve également sur les arbres, les rochers et les troncs d'autres arbres. Sa couleur varie, allant d'olive foncé à jaune lorsqu'il est humide, et une fois séché, il devient d'un vert clair. C'est une matière première qui améliore la stabilité des compositions, conférant une odeur de forêt, de douceur et d'humidité aux parfums. Il ne possède pas d'odeur distinctive, mais après séchage, une fragrance caractéristique se dégage.

Le lichen de chêne est largement utilisé dans l'industrie de la parfumerie. Il est fréquemment utilisé dans les parfums chyprés, les colognes, les parfums de pin, de lavande, les parfums orientaux luxueux et les parfums flor aux. Il contient une proportion d'atranol (une substance allergène connue) et a donc été réglementé par l'IFRA (Association internationale des parfums). L'absolu de mousse de chêne peut être extrait par solvant ou par distillation. La substance obtenue par extraction au solvant a une couleur vert foncé ou brunâtre, avec une odeur puissante et légèrement cuirée.

Description olfactive : Boisée, forte et merveilleuse, elle ajoute une note exceptionnelle aux parfums orientaux.

Absolu de Treemoss :

Le parfum de l'absolu de Treemoss se caractérise par une odeur boisée sèche, rappelant l'odeur des forêts ou des herbes marines, avec des notes herbacées vertes.
Il est largement utilisé dans l'industrie des parfums et est devenu l'un des fixateurs naturels les plus importants, offrant une fragrance boisée évoquant l'atmosphère de la forêt.

Il se marie bien avec la coumarine, le romarin, le linalol, le salicylate d'amyle, l'acétate d'isobornyle, l'huile de géranium, les huiles de bois de cèdre et leurs dérivés, le de girofle, les huiles de noix de muscade, les huiles d'aiguilles de pin, la céramide de lavandin, et bien d'autres.

Absolu d'Algues Marines :

Fucus vésiculeux, également connu sous le nom de varech, est une algue brune qui s'attache aux rochers. Il a une couleur brun-vert foncé, visqueuse, et est utilisé dans les parfums boisés, herbacés, aldéhydés, et aquatiques. Il offre une fragrance herbacée marine, verte, avec des notes boisées sèches/phénoliques et des nuances de cuir doux et d'algues marines.

Se marie bien avec les bois, les épices, le galbanum, le labdanum, l'oud, la Nagarmotha, et le lichen de chêne.

Musc de Chevrotin

Le musc est formé dans une glande sacculaire située dans l'abdomen du mâle chevrotin (Moschus moschiferus), qui vit dans les régions boisées de la chaîne de l'Himalaya et de l'Atlas. Le diamètre de la poche à musc est d'environ 4 centimètres, de forme sphérique, avec des poils d'un seul côté.

Le musc se présente sous forme de grains irréguliers qui développent un parfum distinct lorsqu'ils sont secs. Il a un pouvoir odorant fort. Il est extrait en prélevant la glande du chevrotin sans le tuer, contrairement aux anciennes méthodes.

Le musc contient environ 1 à 4 % d'huile volatile de couleur noire à brune. Le composé principal du musc est la muscone. La teinture de musc est extraite à l'aide d'éthanol et a une couleur brun clair ou brun ambré foncé. La teinture de musc et d'autres produits musqués sont largement utilisés dans l'industrie des parfums, tels que les parfums orientaux, floraux lourds, les bases aldéhydiques, le muguet, la rose, et la violette. Souvent, le musc synthétique est utilisé comme substitut au produit naturel.

Civette

La civette est extraite de la civette africaine (Viverra civetta), qu'il s'agisse d'un mâle ou d'une femelle. Il est produit dans les glandes périnéales de l'animal et est une substance à l'odeur pénétrante. Cette substance est obtenue en la collectant de l'animal sans le tuer. La civette est placée dans des cages étroites qui limitent ses mouvements, provoquant ainsi le stress et la colère chez l'animal, ce qui entraîne la sécrétion de la substance. Le recueil de cette substance se fait à partir des barreaux des cages où elle s'accroche. À l'état concentré, elle a une odeur repoussante, mais après dilution, elle devient agréable et attrayante.

La teinture de civette est couramment utilisée comme fixatrice dans l'industrie des parfums, ajoutant une note animale distincte qui confère luxe et richesse aux parfums. La teinture de civette peut être directement produite à partir de civette brut trempée dans de l'alcool éthylique à 95 %, avec une proportion de 10 % de civette. La civette est utilisée dans différents types de parfums, notamment les parfums orientaux et les bases florales, et se marie bien avec différentes compositions.

Elle se marie bien avec des nitro-muscs tels que musc Ambrette, musc cétone, Musk xylène, ainsi qu'avec la coumarine, la quinoléine, la vanilline et les nouvelles matières synthétiques développées récemment, comme le Civettone, qui représente l'odeur du civet et ne peut pas remplacer la civette naturelle.

Miel

L'absolu de cire d'abeille est une masse de cire solide de couleur jaune pâle. Elle possède une teinte ambrée et consiste en une masse de cire solide qui fond très facilement dans l'alcool. L'essence de miel d'abeille est obtenue en extrayant l'alcool du miel (sans cire), elle se caractérise par sa texture noire et se compose de sucres naturels. Les matières parfumées au miel sont utilisées dans l'industrie des parfums, telles que l'Acétate de Phényléthyle et le Phénylacétate de phényléthyle, qui se caractérisent par des notes ambrées, vanillées, miellées, de noix, de fruits secs, avec des nuances de chocolat, riches, chaudes, douces, aux senteurs de miel et de pollen. Elle se marie bien avec des notes de jasmin, mimosa, cassie, violette, tabac, benjoin, boronia, camomille, champaca, sauge sclarée, galbanum, gingembre, fleur d'oranger, lilas, osmanthe, rose, tabac, tonka, vanille, vétiver, ylang-ylang.

Ambre gris

L'ambre gris se trouve flottant dans l'océan et résulte de la sécrétion d'un type de baleines. Dans le passé, on croyait que c'était la régurgitation de baleine, mais les recherches modernes ont prouvé qu'il se forme dans les intestins des baleines et est excrété par l'animal (et ne provient pas de l'estomac).

L'ambre gris est considéré comme l'une des matières premières les plus chères de l'industrie de la parfumerie et est extrêmement rare. Il est utilisé comme fixateur dans les parfums. L'ambre se présente sous plusieurs formes, telles que l'ambre blanc grisâtre, l'ambre brun grisâtre et l'ambre noir. On peut tester l'authenticité de l'ambre gris en y enfonçant une aiguille chaude, et l'ambre gris se transformera en un liquide épais de couleur sombre.

L'odeur de l'ambre gris est souvent décrite comme étant à la fois chaude et terreuse, avec des nuances moisis et boisées, évoquant la chaleur et rappelant le parfum du cuir animal

Castoréum

Le castoréum est une sécrétion provenant des glandes du castor mâle ou femelle qui produit une substance huileuse. Lorsqu›il est extrait de l›animal, le contenu de la glande devient sombre et dur lorsqu›il est séché au soleil. Le terme castoréum dérive du mot grec (Cast Kastōr). Il est utilisé dans les parfums de luxe, et son odeur est désormais reproduite chimiquement. Il est utilisé en petites quantités, principalement dans de nombreux parfums, en particulier les parfums pour hommes, les parfums chyprés et les parfums orientaux, et ce pour conférer une odeur animale chaude et luxueuse.

Description olfactive : une odeur animale, chaude, avec des notes de cuir et de goudron de bouleau ou de cuir russe. Une odeur très suggestive de cuir, avec des nuances animales douces lorsque les notes de champignon, de musc et de fruits apparaissent. Il est extrait à l'aide de solvants.

La distillation est le processus d'extraction des huiles essentielles des plantes, et elle se fait principalement de deux manières, la distillation à la vapeur et la distillation à l'eau qui permet d'extraire les huiles essentielles des plantes. Il s'agit d'extraits d'huile volatils caractérisés par leur parfum distinctif, obtenus par distillation, soit à la vapeur, soit à l'eau.

Hydrodistillation

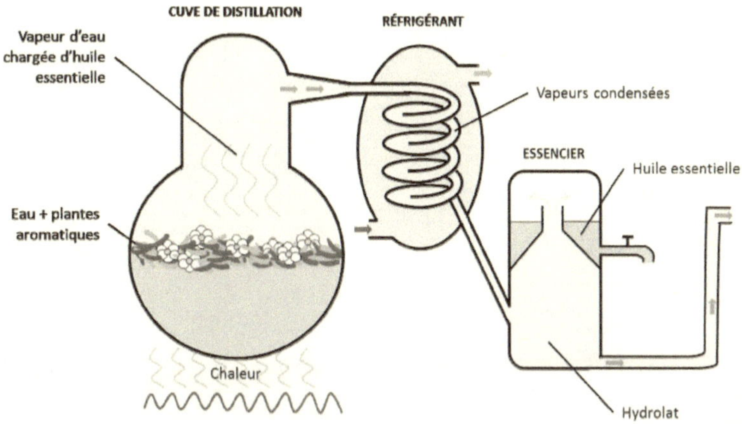

Dans la distillation à l'eau, la substance est complètement immergée dans l'eau dans un récipient, puis la température du récipient est augmentée jusqu'à ce que la vapeur se mélange à la vapeur d'huile. Ensuite, la vapeur passe à travers un tube hélicoïdal refroidi, la vapeur se condense et se transforme en liquide contenant de l'huile et de l'eau. L'huile est séparée des autres composants. La quantité d'huiles essentielles qui peuvent être obtenues par distillation est relativement faible, et l'un des inconvénients des huiles distillées est qu'elles peuvent éliminer des particules de la plante pendant le processus de distillation. Par exemple, l'huile de rose distillée à la vapeur, également connue sous le nom de Rose Otto, a une odeur complètement différente de l'absolu de rose car elle contient une partie appelée phényléthyle alcool (PEA) qui se sépare de l'huile lors de la distillation à la vapeur, contribuant largement à l'odeur classique de la rose.

Distillation à la vapeur

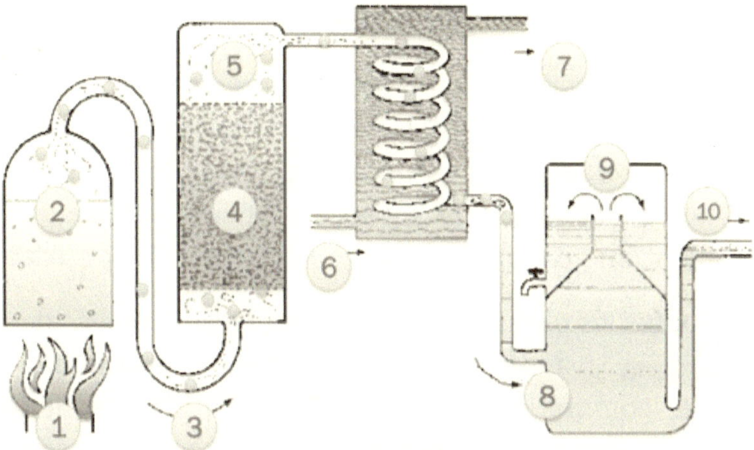

1. Feu
2. Eau
3. Vapeur d'eau
4. Plantes aromatiques
5. Vapeur d'eau chargée d'H.E.
6. Eau froide
7. Eau chaude
8. Eau + H.E.
9. Huile essentielle
10. Hydrolat

Les matières végétales sont placées dans un récipient lors de la distillation à la vapeur, où la vapeur comprimée traverse les matières végétales. Le mélange chargé d'huile essentielle et de vapeur s'évapore, puis passe par la partie supérieure des tubes d'eau refroidissante. À cet endroit, la vapeur est ensuite condensée en liquide, séparé de l'eau, et remonte à la surface. Il est nécessaire de couper ou broyer la plante en petites parties afin d'exposer un maximum de cellules aromatiques à la chaleur, permettant ainsi leur évaporation en même temps que la vapeur.

N'utilisez pas d'ustensiles en fer pour préparer les huiles essentielles riches en oxygène, car ces ustensiles produisent des substances nocives qui peuvent altérer la couleur de l'huile parfumée. On utilise généralement des ustensiles en cuivre, en verre ou en acier inoxydable.

L'odeur de l'huile varie en fonction de la température et du type de récipient utilisé. Un récipient en cuivre donne une odeur de fumée vieillie, un récipient en verre produit la même odeur que la substance utilisée, tandis qu'un récipient en acier inoxydable confère une odeur épicée.

Toutes les parties de la plante sont distillées : les fleurs comme la lavande, les feuilles comme le patchouli, les graines comme la cardamome et le clou de girofle, les herbes comme la citronnelle, les bois comme le santal, l'oud, et les résines comme l'oliban.

Pressage

La méthode de pressage est employée pour extraire les huiles essentielles des fruits riches en écorce, tels que les agrumes, le citron, l'orange, le pamplemousse et la bergamote. La distillation n'est pas utilisée pour extraire les écorces d'agrumes car la chaleur a un effet nuisible sur la qualité de l'huile, à l'exception de l'huile essentielle d'ylang-ylang distillée. Les huiles d'agrumes ont une courte durée de vie car elles sont sujettes à l'oxydation. Il est nécessaire de les stocker à l'abri de la chaleur et de la lumière dans des récipients bien fermés. Les huiles d'agrumes peuvent être rectifiées pour produire une huile plus stable, utilisée dans l'industrie des parfums. De plus, il est possible d'éliminer les furocoumarines, telles que le bergaptène, qui provoquent une réaction photochimique sur la peau, il faut donc seulement utiliser l'huile de bergamote qui ne contient pas de furocoumarines.

Dans cette méthode, l'écorce des agrumes est mécaniquement pressée de sorte que les vésicules contenues dans l'écorce, chargées d'huile, se déchirent, l'huile est alors séparée du jus. La méthode la plus ancienne et la plus simple d›extraction des huiles essentielles des plantes consiste à les presser manuellement, à recueillir l›huile dans une éponge. Aujourd›hui, cela se fait à l›aide de machines qui lavent l›écorce, la séparent du fruit et de la partie blanche interne. L›écorce est pelée à l›aide de rouleaux géants, et la substance utilisée est séparée des autres composants en faisant tourner le mélange à grande vitesse dans une centrifugeuse.

Les huiles porteuses, également appelées huiles de support, sont des huiles végétales extraites de légumes et de plantes riches en vitamines A, C et B. Elles contribuent à adoucir et à nourrir la peau. On les appelle aussi les huiles fixes en raison de leurs molécules plus grandes par rapport aux huiles essentielles. Contrairement à ces dernières, elles ne s'évaporent pas à température ambiante et peuvent être extraites à chaud.

Les huiles porteuses servent à diluer les huiles essentielles, aidant ainsi à protéger la peau contre l'irritation, les rougeurs et les brûlures. Voici quelques exemples d'huiles végétales utilisées comme huiles porteuses :

Peanut oil	Huile d'arachide
Apricot kernel oil	Huile de noyau d'abricot
Melon seed oil	Huile de graines de melon
Cranberry seed oil	Huile de graines de canneberge
Pomegranate seed oil	Huile de pépins de grenade
Grape seed oil	Huile de pépins de raisin

Camellia seed oil	Huile de graines de camélia
Evening primrose oil	Huile d'onagre
Sunflower oil	Huile de tournesol
Macadamia nut oil	Huile de noix de macadamia
Avocado oil	Huile d'avocat
Hazelnut oil	Huile de noisette
Carrot oil	Huile de carotte
Jojoba oil	Huile de jojoba
olive oil	Huile d'olive
Sesame oil	Huile de sésame
Cactus oil	Huile de cactus
Almond oil	Huile d'amande
Argan oil	huile d'argan

Procédé d'extraction d'huiles végétales fixes	Une méthode industrielle pour extraire l'huile	Méthode d'extraction par la chaleur	Méthode de pressage à chaud	Méthode de pressage à froid

Les huiles pressées à froid :

Que ce soit en utilisant des presses hydrauliques ou des machines motorisées. Les huiles produites de cette manière sont de première qualité, coûteuses et très demandées en raison de leur valeur nutritionnelle élevée. Elles sont utilisées dans de nombreuses industries, notamment à des fins thérapeutiques, cosmétiques et industrielles.

Les huiles pressées à chaud :

Elles sont extraites à l'aide de presses, manuelles ou motorisées. Dans cette méthode, la température des graines et de l'huile extraite atteint des niveaux élevés, ce qui entraîne la perte de nombreuses de leurs propriétés naturelles et de leurs bienfaits pour la santé, en particulier des vitamines liposolubles telles que A, D, E et K. Ce type d'huiles est moins cher que les huiles pressées à froid et est souvent utilisé dans l'industrie alimentaire pour des raisons économiques plutôt que pour ses avantages nutritionnels. Un exemple d'une telle huile est l'huile de palme.

Méthode d'extraction par chauffage ou ébullition avec de l'eau :

Cette méthode est utilisée pour un nombre limité de types de graines. La préparation consiste à utiliser des outils simples à la main pour casser et broyer les graines, puis à les placer dans de grandes cuves métalliques immergées dans de l'eau. Le mélange est ensuite chauffé à feu doux pendant de longues périodes. L'huile se sépare des graines et remonte à la surface de l'eau. Ensuite, le mélange huile-eau est refroidi, et doit être filtré pour éliminer l'eau.

Méthodes d'extraction industrielle :

Cette méthode, réalisée en usine, emploie des solvants pour extraire les graisses, suivie d'une nouvelle extraction avec des produits chimiques

Distillation destructive

Le processus de distillation destructive, également appelé distillation sèche, implique le chauffage de substances solides pour produire des produits gazeux qui se condensent, se transformant en liquides. Cette méthode nécessite des températures élevées. La distillation destructive est utilisée pour extraire des produits chimiques et d'autres substances. Elle servait auparavant à extraire du carburant du charbon et du bois, ainsi que du goudron.

L'huile de goudron de bouleau est une substance dérivée de la distillation destructive de l'écorce de l'arbre de bouleau. Dans le passé, des fours spéciaux étaient utilisés pour son extraction, consistant en une petite chambre en pierre recouverte de terre cuite surmontée d'un foyer, avec une sortie d'huile au bas.

Le four peut être une structure en terre, en roche, en argile, ou un récipient en terre cuite ou une boîte en métal, avec un couvercle en pierre ou en terre cuite. On allume du bois dans le four et on le laisse brûler pendant plusieurs heures, selon la taille du four.

L'extraction de l'huile de goudron est réalisée en utilisant une grande boîte en métal avec un couvercle ainsi qu'une petite boîte en métal. La grande boîte est remplie avec des branches de bouleau coupées, un trou est percé dans le couvercle de l'intérieur puis elle est fermée hermétiqueme nt. La petite boîte est enterrée dans le sol, et la grande boîte est placée à l'envers avec des pierres sèches mises par-dessus. Pour allumer le feu, suffisamment de bois doit être placé pour brûler pendant deux heures. Une fois que le bois a brûlé, il faut le laisser refroidir, le retirer, puis enlever les pierres pour recueillir le goudron.

https://www.transitionblackisle.org/birch-tar-and-charcoal.asp

Huile absolue

L'huile absolue est une huile essentielle concentrée et très puissante extraite de plantes par l'intermédiaire de solvants. Certaines substances très sensibles ne supportent pas les températures élevées, de sorte qu'elles ne peuvent pas être distillées à la vapeur, et leur parfum ne peut être obtenu que par l'extraction aux solvants, comme le jasmin, la cire d'abeille, la tubéreuse, le narcisse, l'ylang-ylang, le mimosa. Lorsque le jasmin est distillé à la vapeur, très peu d'huile est produite, et celle-ci n'a pas une aussi belle odeur que le jasmin extrait avec un solvant. Des traces de solvants peuvent persister dans l'huile absolue.

Ainsi, certains absolus sont considérés comme indésirables pour une utilisation thérapeutique par inhalation. Il existe divers solvants pour l'extraction des huiles essentielles, notamment des solvants chimiques tels que l'hexane et l'éthanol. D'autres composants, tels que les matières cireuses et les colorants, sont extraits, puis séparés ultérieurement à l'aide de solvants selon les méthodes suivantes : extraction par saturation des graisses, extraction par des solvants chimiques, extraction par dioxyde de carbone actif.

Enfleurage

La graisse, utilisée pour s'imprégner des parfums des fleurs, est placée dans des cadres en bois spécialisés.

Des fleurs fraîches sont déposées chaque jour et étalées sur la graisse, puis elles sont retirées au bout de 24 heures

La graisse saturée d'huile essentielle est dissoute dans de l'éthanol à une température de -25 degrés pour séparer la graisse de l'huile essentielle absolue.

Cela produit une pâte dure et cireuse appelée pommade

La pommade est ensuite traitée à plusieurs reprises avec de l'alcool éthanol pur et produit un liquide aromatique appelé absolu.

La graisse de pommade en pâte est utilisée dans la fabrication de savon pour le visage et dans d'autres industries.

Teintures

Les teintures sont fabriquées à partir d'herbes ou de plantes pouvant être prises par voie orale à des fins médicinales. L'alcool (non altéré à des fins médicinales) est le solvant principal utilisé dans toutes les teintures, appelées extraits, mais tous les extraits ne sont pas des teintures ! Si du vinaigre, de la glycérine, de l'eau ou tout autre solvant autre que l'alcool est utilisé, le produit est un extrait mais pas une teinture. Certaines teintures sont chauffées pendant la préparation. Il n'y a pas de règle générale pour le rapport des teintures. Les extraits peuvent être préparés à partir de fleurs fraîches, séchées, de feuilles, de racines, d'écorce, de fruits, et d'autres parties de plantes. La quantité d'alcool utilisée dans les extraits varie généralement de 10 à 90 %. La durée de macération varie de quelques jours à parfois deux semaines, et pendant cette période, la matière première est régulièrement agitée dans l'alcool. L'alcool agit également comme un conservateur efficace, et les teintures ont une durée de vie d'environ 3 ans, conservant la fraîcheur et la puissance des plantes médicinales si elles sont stockées correctement. Les teintures peuvent être préparées de plusieurs manières, notamment en coupant les plantes fraîches, en les plaçant dans un bocal jusqu'à ce qu'il soit plein de plantes, puis en versant de l'alcool à 50 % dans le bocal et en le laissant infuser pendant 4 à 6 semaines. Une macération d'un mois devrait être suffisante pour toute substance, et les teintures de parfum sont généralement fabriquées avec un taux de 5 %, 10 % ou 20 % comme norme pour toutes les matières premières :

- Teinture de baume de Pérou à 20 %
- Teinture de benjoin à 50 % (le chauffage est recommandé pour aider à dissoudre la résine)
- Teinture de tolu baume à 20 % (le chauffage est recommandé pour aider à dissoudre la résine)
- Teinture de labdanum à 20 %
- Teinture de racines d'iris : 25 % dans 95 % d'alcool éthylique, puis laisser reposer pendant un mois.
- Teinture d'herbes marines à 20 %

La plupart des teintures de parfum sont fabriquées par trempage, où la matière broyée est trempée dans de l'alcool ou de l'alcool dilué pendant plusieurs jours, parfois jusqu'à deux semaines. Pendant cette période, la matière première est régulièrement agitée dans l'alcool.

Si la matière première est placée dans un sac en mousseline dans la partie supérieure de l'alcool, la méthode est appelée « macération ».

Extraction d'huile d'encens et de myrrhe

Les teintures à base de benjoin, de ladanum, d'encens,

d’opoponax, de baume du Pérou, de baume Tolu, etc., sont préparées avec une concentration de 20 à 30 % des matières premières naturelles en utilisant de l’éthanol pur par le processus d’infusion. Ensuite, la teinture est filtrée.

Ingrédients :

30 grammes d’encens en poudre fine.

Un récipient en verre propre avec un couvercle hermétique.

Des filtres et un entonnoir.

Méthode :

Placer la poudre fine d’encens dans le récipient en verre.

Ajouter l’alcool à la poudre. Le résultat, l’huile d’encens, doit avoir une concentration de 30 à 50 %.

Bien fermer le couvercle, agiter le mélange quotidiennement, et le placer dans un endroit relativement chaud pendant un à trois mois.

Filtrer le mélange après cette période, couvrir l’huile filtrée pendant un jour ou deux pour que les sédiments se déposent au fond.

Transférer le produit dans des bouteilles après la décantation.

Méthode de mouture de l›encens :

La meilleure méthode consiste à utiliser un moulin électrique pour moudre l'encens ou la myrrhe. Toutefois, l'utilisation du moulin peut augmenter la température et faire coller l'encens. La solution consiste à refroidir l'encens au réfrigérateur avant de le moudre. Pendant le processus de broyage, si l'encens colle à nouveau, refroidir le moulin et l'encens à nouveau avant utilisation. L'encens moulu peut contenir jusqu'à 10 % d'humidité.

Après la mouture, étaler sur une assiette ou dans un récipient, puis remuer pendant environ une heure pour éliminer l'humidité dans un environnement sec et chaud.

Conseil : Pour nettoyer les résidus collants de l'encens (sur les mains, les outils et les surfaces), utilisez de l'huile d'olive pour dissoudre l'encens. Ensuite, utilisez du liquide vaisselle et de l'eau chaude, et vous pouvez également utiliser de l'alcool pour le nettoyage.

Extraction d'huile de vanille

Pour les préparer les autres teintures, la technique utilisée est la filtration. Par exemple, pour la vanille, la filtration est un processus où la matière première moulue est placée dans un récipient approprié, puis un solvant s'écoule à travers cette matière.

La méthode d'extraction à domicile est simple. Tout ce

dont vous avez besoin sont deux ingrédients simples et un récipient en verre.

Teinture à la vanille pour les parfums : 15 % de vanille dans 95 % d'alcool éthylique dénaturé. Laissez reposer pendant deux semaines à six mois.

Fabrication de l'extrait de vanille :
Il est possible d'utiliser la vanille moulue à hauteur de 10 % dans de l'alcool éthylique pur ou utiliser 5 gousses de vanille entières (249 grammes) dans de l'alcool.

Pour extraire l'huile de vanille, les gousses doivent été coupées en petits morceaux ou broyées, puis placées dans un récipient en verre. Ensuite, elles sont immergées dans de l'alcool, couvertes hermétiquement avec le couvercle fermé. Il faut les laisser infuser dans l'alcool à température ambiante pendant 6 à 9 mois. Il est possible ensuite d'ajouter plus de vanille pour obtenir une extraction encore plus forte. Une fois que la saveur de l'extrait atteint la concentration souhaitée, l'extrait résultant doit été filtré.

Extraction au CO2

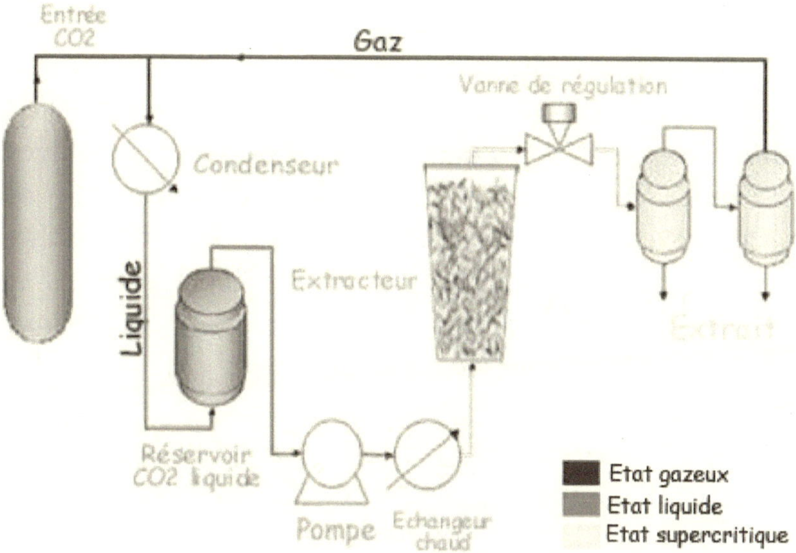

L'extraction au dioxyde de carbone (CO2) implique de soumettre le CO2 sous pression, à une température inférieure à 40 degrés Celsius. Il passe par différentes étapes jusqu'à devenir liquide. Les parfums extraits de cette manière ressemblent aux odeurs originales des matières premières.

La méthode d'extraction produit des substances à faible pureté.

L'extraction au dioxyde de carbone, qui permet

d'obtenir un extrait biologique, implique l'utilisation de dioxyde de carbone, un composant coûteux.

Produits chimiques aromatiques

Les arômes chimiques, également connus sous le nom de produits chimiques aromatiques sont utilisés dans l'industrie de la parfumerie. Il existe deux sources d'arômes chimiques : naturelle et synthétique. Les produits chimiques aromatiques naturels sont extraits de substances végétales telles que les fleurs, les fruits, les feuilles, l'écorce, les graines, le bois, les racines et les résines, pour être utilisés dans l'industrie des parfums, des aliments et des produits cosmétiques. Les principales méthodes d'extraction comprennent l'extraction par solvant, l'extraction au dioxyde de carbone supercritique, la distillation et les isolats d'huiles.

Les isolats séparent les composants de l'huile naturelle en différentes parties et les molécules isolées sont extraites pour produire des odeurs uniques. Par exemple, nous isolons du pétale de rose naturel l'huile - citronellol, géraniol, nérol, linalol, eugénol, alcool phényléthylique (APE) - pour imiter l'odeur de la rose avec des caractéristiques différent es. Les arômes chimiques industriels sont fabriqués à partir de substances chimiques organiques.

Elles peuvent également être fabriquées en utilisant des

isolats synthétiques et en combinant des isolats naturels avec des isolats synthétiques ou des matières synthétiques, pour créer des parfums synthétiques de haute qualité et plus durables, qui ne provoquent pas d'allergies. Les couleurs indésirables peuvent être éliminées, la texture des substances améliorée, et leur odeur reste stable, tout comme les substances naturelles. De plus, leur coût est abordable et elles sont disponibles en grande quantité sur le marché. Les arômes chimiques industriels peuvent avoir des odeurs similaires aux parfums naturels ou nouvelles qui n'existent pas dans la réalité

Isolats d'huiles essentielles

Les isolats d'huiles essentielles sont des molécules isolées à partir des essences d'huiles naturelles, obtenues par distillation fractionnée. En utilisant une distillation fractionnée avec une température élevée de l'huile, la vapeur s'élève dans une colonne longue. La vapeur est condensée à plusieurs reprises, puis vaporisée à nouveau durant le déplaçant les molécules vers le haut. Cela entraîne la distillation de la vapeur à plusieurs reprises à des niveaux différents pour extraire différentes molécules.

Arômes chimiques synthétiques

Les arômes chimiques synthétiques, aussi désignés

sous l'expression anglaise « Synthetic aroma chemicals », sont produits à partir du pétrole brut en isolant des substances chimiques individuelles séparées du pétrole brut par distillation fractionnée, suivie d'une série de procédés chimiques. Les produits chimiques synthétiques constituent une vaste catégorie de molécules comprenant des cycles plats d'atomes liés par des liaisons simples et doubles, ou des anneaux plus complexes à l'intérieur de leur structure, tels que le benzène et le toluène. Ces produits chimiques aromatiques ne contiennent pas d'extraits végétaux naturels. Ils peuvent être utilisés pour fabriquer des odeurs imitant celles présentes dans la nature ou pour créer de nouveaux parfums.

Il est également possible d'utiliser les substances aromatiques chimiques isolées comme base pour développer des produits chimiques aromatiques synthétiques de haute qualité. Les composés aromatiques comprennent des alcools, des esters, des aldéhydes, des terpènes, des cétones, etc. Certains d'entre eux sont présents naturellement, tandis que d'autres sont synthétiques. Les matières premières de base pour commencer la production de produits chimiques sont le pétrole et l'essence de térébenthine.

Les groupes fonctionnels sont ceux qui ont le plus grand impact sur leur odeur.

Les groupes fonctionnels les plus courants comprennent :

Carbonyl (C=O)

Alcools (-OH)

Acides carboxyliques (CO2H)

Esters (CO2R)

Amines (NH2)

Le groupe fonctionnel des alcools est représenté par -OH dans la molécule. Ce groupe est polaire, ce qui signifie qu'il a une affinité générale pour l'eau. La polarité du groupe alcool conduit à des produits chimiques qui ont tendance à avoir des odeurs plus douces par rapport à des produits chimiques organisés similaires avec d'autres groupes fonctionnels tels que les aldéhydes ou les esters.

Effectivement, les molécules contenant des groupes alcool ont tendance à être plus stables que les esters ou les aldéhydes. Le radical carboné, formé par le groupe alcool, constitue une partie non polaire (hydrophobe) de la molécule, c'est-à-dire qu'elle n'aime pas l'eau.

Esters

Les esters sont une catégorie de composés organiques qui réagissent avec l'eau pour produire des alcools et des acides organiques ou inorganiques. Les esters dérivés d'acides carboxyliques sont les plus courants. Ils comprennent du carbone organique, et leur formule générale est R-COO-R, où R représente un groupe alkyle. Ces groupes sont créés par la réaction d'acides avec des alcools et peuvent inclure des acides gras tels que le caprylique, le caprique, le laurique, le myristique, le palmitique, l'oléique et le linoléique.

Les alcools peuvent être des alcools gras, tels que le cétyle, ainsi que d'autres alcools tels que l'isopropyle, le butyle, l'éthylhexyle, le myristyl myristate, et aussi des alcools polyvalents comme le propylène glycol, l'éthylène glycol et la glycérine.

Les esters d'acides organiques se trouvent dans les fruits et les fleurs, et la partie acide d'un ester, appelée groupe acétate (ATE), comme le formate et le butyrate, contribue à l'odeur acide de l'ester.

Formate	Acide formique
Acétate	Acide acétique
Propionate	Acide propionique
Butyrate	Acide butyrique
Valerate	Acide valérique
Benzoate	Acide benzoïque
Salicylate	Acide salicylique
Anthranilate	Acide anthranilique
Cinnamate	Acide cinnamique

Certains types d'esters :

Description olfactive	Numéro CAS	Matière
Floral doux, épicé	118-58-1	Salicylate de benzyle, avec une note de baume, légèrement phénolique
Fruité, Jasmin, Raisin, Poire	122-63-4	Propionate de Benzyle
Herbe coupée, verte, pomme, fruitée	41519-23-7	Isobutyrate de cis-3-hexényle
Éthéré, fruité, sucré rappelant les pommes vertes	141-97-9	Acétoacétate d'éthyle
Fruité, floral, rose, légèrement sucré	105-87-3	Acétate de géranyle
Rafraîchissant, fleur de jasmin, doux, propre	24851-98-7	Dihydrojasmonate de méthyle
aromatique, fruitée, à l'herbe de camomille	7493-74-5	Allyl phenoxyacétate
Fruits, poires, bananes, pommes	628-63-7	Acétate d'amyle
Doux, fermenté, abricot, banane, ananas	540-18-1	Butyrate d'amyle
Fruité, pommes	2173-56-0	Valérate d'amyle
Doux et fruité, jasmin ylang-ylang	140-11-4	Acétate de benzyle

Fleuri, fruité, jasmin, thé	104-57-4	Formate de benzyle
Pomme, Poire, Ananas	109-19-3	Isovalérate de butyle
Parfum floral frais aux nuances herbacées vertes et notes e baume	65405-77-8	salicylate de cis-3-hexényle
Rafraîchissant, floral, fruité	150-84-5	acétate de citronellyle
Fleurs douces, jasmin, vertes, aromatiques, florales, fruitées	151-05-3	Acétate de Diméthylbenzylcarbinyle
Ananas, fruits	141-78-16	Acétate d'éthyle
Fruits pomme, sucrée, banane, ananas	105-54-4	Butyrate d'éthyle
Doux, fruité, floral, lavande	105-87-3	Acétate de géranyle
Fruits, banane, pomme verte	142-92-7	Acétate d'hexyle
Banane, fruits, sucré	123-92-2	Acétate d'isoamyle
Agrumes, lavande, floral boisé frais	115-95-7	Acétate de linalyle
Éthéré, sucré, fruité	79-20-9	Acétate de méthyle
Raisin Fruité, Floral, Poudre	134-20-3	Anthranilate de méthyle

Fruits, pommes, bananes, ananas doux	623-42-7	Butyrate de méthyle
Prune, fruit	107-31-3	Formiate de méthyle
Rhum, Fruité Fraise, Pomme	554-12-1	Propionate de méthyle
Cire, champignon, terreux, vert	112-14-1	Acétate d'octyle
Pomme verte; abricot; Gardénia; ananas	93-92-5	Acétate de styralyle
Boisé doux, rafraîchissant, sec	117-98-6	acétate de vétiveryle

Aldéhydes

Les aldéhydes font référence à un groupe fonctionnel dans une molécule chimique possédant une structure R-C HO. Ces aldéhydes aliphatiques ont un caractère non polaire et ne sont pas solubles dans l'eau. Leur odeur rappelle celle des groupes alcool, mais est plus intense que l'odeur des composés gras, propres et savonneux.

De nombreuses aldéhydes ont des odeurs agréables, dérivées souvent des alcools par la suppression d'hydrogène. Le nom de l'aldéhyde est dérivé du nom de l'acide auquel il est associé, et contient généralement le préfixe « al ». Toutes les aldéhydes partagent des propriétés chimiques communes, et les groupes fonctionnels exercent le plus grand impact sur les propriétés chimiques ou l'odeur de la substance.

Les aldéhydes de faible poids moléculaire ont une odeur désagréable, rappelant l'odeur de fruits pourris, tandis que celles de poids moléculaire plus élevé ont des odeurs très agréables, telles que l'hydroxycitronellal doux et floral.

Les aldéhydes utilisés par les parfumeurs sont sous le nom d'aliphatiques ou « gras », peuvent avoir des odeurs allant du savon au métal, de la cire au vert, et des agrumes aux odeurs acides. Associés à une sensation de propreté, les aldéhydes sont couramment utilisés comme solvants dans la composition des parfums

Il est important de comprendre que les aldéhydes ne sont pas des substances synthétiques, elles existent dans la nature. Par exemple, le benzaldéhyde a une odeur et une saveur d'amande fraîche, tandis que le cinnamaldéhyde a une odeur de cannelle.

Les aldéhydes à chaînes courtes et saturées (5-C_1) ont une odeur piquante, tandis que celles à chaînes (7-C_6) ont des odeurs vertes, celles à chaînes (10-C_8) ont des odeurs acides. Enfin, celles à chaînes (13-C_{11}) ont des odeurs caractéristiques des odeurs grasses.

Les concentrations élevées d'aldéhydes sont généralement très pénétrantes.

Les aldéhydes les plus utilisés en parfumerie

Aldéhyde	**Numéro CAS**	**Description olfactive**
Acétaldéhyde	75-07-0	Piquant, éthéré, aldéhyde, fruité
Isovaléraldéhyde	590-86-3	Noisette, fruitée, cacaoté
Aldéhyde de Mandarine	20407-84-5	Agrumes, Mandarine, Coriandre, beurre, très forte
alphahexyle cinnamaldéhyde	101-86-0	Doux, fleuri, jasmin, vert
Para-anisaldéhyde	123-11-5	Chocolat, vanille, fraise, framboise, abricot
Cuminaldéhyde	122-03-2	Cumin vert, herbes, épices
Aldéhyde cyclamen	103-95-7	Rhubarbe, cyclamen florale
Heptanal (aldéhyde)C-7	111-71-7	Parfum vif, herbacé et vert rappelant les grands espaces
Octanal (aldéhyde C-8) aldéhyde caprylique	124-13-0	Orange et zeste d'orange, acide, cireux, fort gras

Anisaldéhyde	123-11-5	Aromatique, sucré, herbacé-épicé. Un peu semblable à l'anis 5
Nonanal (aldé-hyde)C-9	124-19-6	Parfum flo-ral-orange (rose et jasmin) avec une nuance cireuse
Décanal (aldéhyde) C-10	113-31-2	Composant im-portant des agru-mes, des écorces d'orange et de citron
Aldéhyde C-11 undécanal	112-44-7	Agréable, légè-rement acide (orange), gras et cireux (rose)
Aldéhyde C-12 laurique	112-54-9	On le trouve natu-rellement dans les huiles d'agrumes. Une fois dilué, des qualités florales et herbacées émer-gent
aldéhyde C-12 MNA	110-41-8	Orange, herbacé et ambré. À haute dilution, il a un petit goût de noix et de miel.

C13 Tridécanal	10486-19-8	Le parfum est un écorce fraîche, propre, savon-neuse, d'agrumes et de pample-mousse, cireux.
Aldéhyde C-14	104-67-6	Il entre dans la catégorie des lactones à douce odeur de pêche
Aldéhyde C-16	77-83-8	Parfum sucré de fraise, fleurs et miel
Aldéhyde C-18	104-61-0	Complexe crémeux de beurre de noix de coco

Base de Schiff

La base de Schiff est un composé structuré $R_2C=NR$ résultant de la réaction entre les aldéhydes et les amines primaires par le biais d'une condensation, produisant des produits secondaires. Son nom provient du chimiste italien Hugo Schiff, qui a suivi une méthode classique dans la synthèse des bases de Schiff. Cette méthode implique la condensation du composé carbonylé avec l'aide de l'amine sous distillation isotrope, suivie par l'élimination de l'eau formée.

Diverses méthodes de synthèse des bases de Schiff ont été développées, celles-ci peuvent être fabriquées en faisant réagir les amines avec les aldéhydes anthraniliques.

Certains composés sont vendus comme bases Schiff pour l'indole, qui est une amine secondaire. Ces substances sont d'origine animale et constituent une catégorie différe nte. Pour réduire la couleur sombre provoquée par les bases Schiff, le produit est souvent dilué avec des solvants courants, tels que DEP ou DPG, par exemple.

Base de Schiff	**Numéro CAS**	**Description olfactive**
Triplal/Méthyle Base d'Anthranilate de Schiff	8-99-68738	Un parfum de narcisse très doux, vert, herbacé et feuillu
Corps Oranger base de Schiffs (Ventos).	111753-60-97	Écorce feuillue d'ozone de fleur d'oranger floral vert frais
canthoxal/anthranilate de méthyle base de Schiff	111753-62-9	Anis doux, aubépine verte, fleurs, écorce de mimosa, épices poudrées
Anthranilate de méthyle	134-20-3	Fruité, raisin, orange, fleur d'oranger
Lyrame	67634-12-2	Lys frais rose fleur d'oranger doux
Citronama	67845-42-5	Agrumes frais, graminées ligneuses fortes
Decimea	67874-67-3	Fleur d'oranger sèche, cire douce grasse fraîche
Nonimea	72894-12-3	Fleur d'oranger doux, fleur de rose, aldéhydes
Aurantiol (Givaudan)	89-43-0	Lys floral fleur d'oranger doux

Anthranilate de méthyle/aldéhyde de cyclamen base de Schiff	91-50-9	Muguet de Mai, Lys Orangé
Verdantiol (Givaudan)	91-51-0	Lys Orangé frais
Anthranilate de méthyle/myrac aldéhyde base de Schiff	93894-30-5	Herbes vertes fraîches, agrumes, jacinthe
Exylcinnamaldéhyde/anthranilate de méthyle base de Schiff		Savon à la cire de fleur d'oranger, frais, propre et gras, à base de plantes vertes

Cétones

Les cétones sont des composés organiques caractérisés par la présence d'un groupe fonctionnel carbonyle, lequel est lié à deux atomes de carbone et peut être présent dans des composés contenant d'autres groupes fonctionnels. La formule générale d'une cétone est $R_1(CO)R_2$. Le groupe carbonyle lié à deux atomes de carbone distingue la cétone des acides carboxyliques, des aldéhydes, des esters, des amides et d'autres composés organiques contenant de l'oxygène.

Les cétones présentent une similitude structurelle avec les aldéhydes. Les cétones peuvent être produites par l'oxydation des alcools secondaires. Les cétones sont relativement stables et ne s'oxydent pas aussi facilement. Les cétones ayant une structure carbonée de 5 à 13 atomes dégagent souvent une odeur fruitée ou terreuse, tandis que certaines cétones plus petites, comme l'acétone et le diacétyle, ont une saveur beurrée. On trouve certaines cétones spécifiques dans des substances telles que le jasmone dans le jasmin, le fenchone dans l'huile de fenouil, le carvone dans la menthe et l'huile de carvi, ainsi que le menthone dans l'huile de menthe.

Cétones	**Numéro CAS**	**Description olfactive**
Exaltone	7-72-502	Musquée, sucrée, animale, poudrée
Dihydrojasmone	1128-08-1	Parfum floral vert, jasmin et fruité
Éthylamylcétone	106-68-3	Champignon, doux, lavande, herbes fraîches
Méthyléthylcétone	111-13-7	Graminées et herbes ligneuses terreuses
Vertofix a.m Méthylcédrylcétone	9-55-32388	Bois de vétiver et cuir de Chine
Musc Cétone	81-14-1	Herbacé, terreux, sucré, boisé, vert, fruité, floral
méthyl β-naphtyl cétone	3-08-93	Fleur d'oranger doux
vinylamylcétone	4312- 99-6	Herbacées, champignons, terreuses, pourriture sale
(Phényl méthyl cétone) Acétophénone	98-86-2	Amande douce, acidulée, aubépine, mimosa
Cétone de Framboise	2-51-5471	Confiture Rose au Goût Doux de Framboise et Vanille
Carvone	99-49-0	Menthe réglisse
D-fenchone	4695-62-9	Boisé Terreux Herbacée

Camphre DL	76-22-2	Camphre synthétique
Cétone de pastèque	28940-11-6	Pastèque, propre, rafraîchissante, verte Ozone marin phénolique
E-bêta-ionone	79-77-6	Boisé, sec, floral, fruité
Menthone	89-80-5	Froid, menthe et bois
Pulégone	15932-80-6	Menthe, verte, herbacée, amère
Alpha-Tuyone	546-80-5	Forte, herbacée, fraîche
Verbenone	80-57-9	Camphre, menthol, céleri

Terpènes

Les terpènes sont une catégorie de composés organiques, et le terme « terpène » fait spécifiquement référence aux composés qui se produisent naturellement dans les huiles d'agrumes telles que l'orange et le citron, où plus de 90 % de ces huiles sont constituées de terpènes. Ce sont des huiles parfumées produites par les plantes et qui sont responsables de nombreuses odeurs, telles que celles des fruits, des fleurs et du pin, et elles sont des dérivés d'isoprène. Les termes «terpènes» et «isoprénoides» sont utilisés pour décrire ces composés. Les terpènes qui ne contiennent pas de groupes hydroxyle polaires tels que l'alcool OH n'aiment pas l'eau et présentent une faible solubilité dans l'alcool ou en présence d'eau.

Sesquiterpènes

Les sesquiterpènes, ayant un poids moléculaire élevé, sont moins volatils et possèdent des notes boisées ainsi que des odeurs plus douces. Les huiles qui contiennent du sesquiterpène comprennent :

Caryophyllène, présent dans le chanvre, la cannelle, le basilic, l'origan, le clou de girofle et le poivre noir.

Chamazulène, présent dans la camomille.

Cadinène, présent dans la camomille, le patchouli, le citron, le bois de cèdre, l'huile de vétiver, l'huile de patchouli (patchoulène) et l'huile de cèdre (cédrine).

Les gommes et résines d'arbres, comme le benjoin, sont des terpènes qui polymérisent en présence d'air pour former de grandes particules visqueuses.

Les monoterpénoïdes sont des hydrocarbures simples non saturés ou contenant des groupes fonctionnels tels que les alcools, les aldéhydes et les cétones. Les huiles contenant des monoterpènes comprennent :

Le limonène (présent dans la bergamote, la carotte, le cumin, le citron, l'orange, et d'autres agrumes), le pinène (présent dans la coriandre, le cyprès, l'eucalyptus, le pin, le poivre noir, l'origan), et le camphène (présent dans le genévrier, le sapin, le cèdre, et le pin).

Terpénoïdes

Les terpénoïdes comprennent le linalol, qui est un alcool terpénique. La structure de base du terpène est présente, avec le groupe alcool (-OH) comme groupe fonctionnel actif. Certains exemples d'alcools terpéniques incluent l'α-terpinéol, le limonène, le thymol, le menthol, la carvone, l'eucalyptol et le périllaldéhyde.

Terpène	**Numéro CAS**	**Description olfactive**
Camphre (terpène (cétone	464-49-3	Camphre
Citronellal	106-23-0	Citronnée, cireuse, herbacée
Alpha-terpinéol	88-55-5	Terpène de pin, lilas, agrumes, boisée, florale
Beta-Myrcène	123-35-3	Parfum doux et citronné
Beta-terpineol	138-87-4	Parfum boisé piquant et terreux
Carvone	99-49-0	Réglisse, Menthe
Citral	5392-40-5	Agrumes, citron et zeste

Dextro-bornéol	464-43-7	Pin, kumquat, terreuse
D-limonène	5989-27-5	Terpènes d'agrumes, fruits, oranges
DL-menthol	89-78-1	Menthe, fraîche, boisée
Eucalyptol	470-82-6	Eucalyptus
Gamma-terpinéol	586-81-2	Allyle, floral, pin
Perillaldehyde	2111-75-3	Herbes fraîches Menthe douce, Cumin, Agrumes
Terpinenol-4	562-74-3	Parfum de pin, d'agrumes, boisé, floral
Thujone	546-80-5	Puissant, herbacé, frais
Thymol	89-83-8	Thym, herbacé, phénolique, camphre
β-ocimene	13877-91-3	Agrumes, terpène vert, rose, vert

Lactones

Les lactones sont un groupe important de composés aromatiques et de saveurs, ayant des structures cycliques, formées par la réaction entre le groupe carboxyle et le groupe hydroxyle présents dans la même molécule. Ce groupe est appelé groupe lactone. Lors de l'oxydation de l'alcool, des aldéhydes, des cétones et des acides carboxyliques sont produits.

Les esters cycliques sont appelés lactones dans ce cas, où les groupes COOH et OH se combinent pour former une partie de la même molécule. Les lactones sont ainsi définies comme des esters internes d'acides alpha-hydro xylés. Elles se caractérisent par des notes crémeuses et une longue persistance, telles que l'arôme de noix de coco et la pêche de coumarine.

Quelques exemples courants de lactones :

Les lactones sont généralement appelées d'après le nom de la molécule acide d'origine dont elles sont dérivées («Lactone – Wikipédia »).

Lactones	**Numéro CAS**	**Description olfactive**
Ambrettolide	7779-50-2	Douce, savonneuse, odeur musquée, fruitée de mûre.
Delta-Decalactone	705-86-2	Douce, riche, crémeuse, beurrée, avec des notes de pêche et de beurre.
Delta-Nonalactone	104-61-0	Douce, huileuse, lactonique, noix de coco, crémeuse.
Delta-Gamma-Octalactone	698-76-0	Douce, crémeuse, noix de coco, sucrée, laiteux.
Delta-Undecalactone	710-04-3	Douce, crémeuse, cireuse, laiteux, noix de coco, riche, huileuse
Exaltolide	106-02-5	Musquée, poudrée, fruitée
Gamma-Nonalactone	104-61-0	Doux, huileux, lactonique, noix de coco, crémeux.
Gamma-Decalactone	70-14-9	Fruité, pêche, riche, doux
Gamma Dodecalactone	5-7-2305	Odeur cireuse, huileuse, verte, crémeuse, chaleureuse.

Gamma Octalactone	104-50-7	Doux, coco, crémeux, lactonique, sucré, tonka, produits laitiers.
Gamma Undecalactone	104-67-6	Riche, huileux, fruité, noix de coco, pêche, lactonique.
Lactone de Jasmin	34686-71-0	Florale, jasmin, fruitée avec des notes de pêche, abricot et noix de coco
Massoia Lactone	51154-96-2	Douce, huileuse, odeur de noix de coco, pêche, avec une note herbacée.
Lactone de vin	182699-77-0	Noix de coco sucré

Ionone :

Les ionones font partie des composés chimiques utilisés dans l'industrie des parfums. Elles sont présentes naturellement dans la nature et font partie du groupe des cétones (C = O). Les cétones de rose, dont font partie les ionones, sont des composés présents naturellement dans l'huile de rose. Parmi eux, on trouve la damascone, la β-damascénone et la β-ionone. Malgré leur concentration relativement faible, elles contribuent au parfum de rose.

Les ionones sont dérivées de la division des caroténoïdes et font partie des composés odorants importants présents dans de nombreuses fleurs. Ces composés sont présents dans une grande variété de substances volatiles dérivées des carotènes. Les caroténoïdes sont utilisés pour produire, par le biais de la division de l'enzyme carotène, des composés odorants tels que la β-ionone-α-ionone (ionone).

L'odeur de la violette est un mélange de bêta-ionone et d'alpha-ionone dans les proportions suivantes : 21,1 % alpha-ionone, 18,2 % bêta-ionone, 35,7 % dihydro-bêta-ionone.

En ce qui concerne le lys, il contient environ 70 % d'irone, dont 11 % de bêta-ionone et 45 % de dihydro-β-ionone.

Ionone et méthyl ionone peuvent être produits à partir du citral en lui ajoutant une molécule de cétone pour obtenir un mélange de nombreux isomères fabriqués à partir du ci tral. C'est pourquoi nous avons de nombreuses marques commerciales et types d'ionones de méthyle, avec des odeurs différentes.

Les Ionones sont utilisées dans les parfums classiques de violette, apportent fraîcheur et contribuent à leur persistance avec une note boisée. Elles peuvent également être utilisées comme modificateurs importants pour donner des notes boisées. Les Ionones sont largement utilisées dans les arômes, en particulier dans les parfums de fruits tels que la fraise et la mûre. Il est impossible de créer un parfum de rose, d'osmanthe, de freesia ou de thé sans Ionones, en plus de nombreux accords de fruits. Notez que l'augmentation de la dose d'ionones produit une odeur indésirable.

Ionones

Alpha-ionone	127-41-3	Notes florales de violette, boisées, chaudes, balsamique et sucrées.
Beta-ionone	14901-07-6	Notes florales, boisées et violettes, douces, sucrées avec des nuances de mûre verte et de cire d'abeille.
Méthyl Ionone	72968-25-3	Notes florales, boisées et violettes.
Isoraldeine 70	1335-46-2	Il dégage une odeur rappelant les racines avec une note terreuse.
Isoraldeine 95	1335-46-2	Odeur de violette
Gamma-Methyl Ionone 70	127-51-5	Notes florales, boisées et violettes.
Damascone Beta	23726-91-2	Notes de rose, prunes, mûres, vin et tabac.
Alpha-Damascone	43052-87-5	Odeur douce, florale, métallique, sucrée avec des notes de pomme, de prunes, de menthe, de bois et de mûres verte.
Alpha-irone	79-69-6	Il dégage une odeur douce rappelant les racines de l'iris, sucrée, avec des notes florales, boisées.

Alcools aromatiques

Le terme «alcool» se réfère aux groupes fonctionnels présents dans la molécule chimique.

La polarité du groupe hydroxyle confère à ces composés des odeurs plus douces en comparaison avec des composés similaires ayant d'autres groupes fonctionnels tels que les aldéhydes ou les esters.

Les alcools sont des composés chimiques dans lesquels le groupe hydroxyle est lié à un atome de carbone situé dans une chaîne latérale.

Leurs réactions sont similaires à celles des alcools aliphatiques, et ils sont classés comme primaires, secondaires ou tertiaires en fonction du degré de substitution de l'atome de carbone.

Les produits d'oxydation des alcools aromatiques primaires sont des aldéhydes ou des acides carboxyliques, tandis que ceux des alcools aromatiques secondaires sont des cétones.

Dans l'alcool primaire, le carbone lié au groupe OH est également lié à un autre carbone seulement.

Dans un alcool secondaire ou tertiaire, le carbone est lié à deux ou trois autres atomes de carbone, respectivement.

Lorsque le groupe hydroxyle est directement lié à un noyau aromatique, le groupe résultant est appelé phénol.

Nom de la substance	**# CAS**	**Odeur**
Furaneol	3658-3-77	Brun, brûlé, caramélisé, sucré, fraise, sucre brun, sucré
Cis-3-Hexenol	928-1-96-	Feuilles d'arbres, fraîches, herbacées, vertes, écorce de pastèque, huileuse, piquante
HEPTANOL (ALCOOL (C-7	6-70-111	Feuilles vertes, fruits
Citronellal	23-106-0-	Doux, fleurs séchées, herbes, agrumes, aldéhyde
Alcool C9	143-08-8	Aldéhyde, agrumes, concombre, gras, frais
Alcool benzylique	100-51-6	Jasmin, gras, doux, gardénia, lilas
Alcool cinnamique	104-54-1	Balsamique, lilas, cannelle, clou de girofle, fleurs douces, fruits
Decanol C-10 (Alcool (C10	112-30-1	Odeur légèrement sucrée de zeste d'orange
Hexanol	111-27-3	Herbacé, boisé
Menthol	2216-51-5	Menthe

Nom de la substance	# CAS	Odeur
Alcool phénylé-(thylique (APE	60-12-8	Rose fraîche légère-ment verte, phénol, muguet
Alcool styrallylique	98-85-1	Gardénia, sifflant, pi-quant, fruité et vert, florissant
Géraniol	106-24-1	Sec, chaleureux, rose verte fraîche

Raisons d'utilisation des huiles aromatiques synthétiques

• Préférence pour l'utilisation des huiles essentielles synthétiques en raison du coût élevé de certaines matières naturelles, par exemple : la rose, le bois de santal, la tubéreuse, la vanille absolue, le musc, l'ambre, le civet, le musc naturel n'étant plus largement utilisé et devenant souvent une marchandise rare.

• Il est impossible d'extraire des huiles naturelles à partir des aldéhydes, de même qu'il est irréalisable d'obtenir des odeurs à partir de matières végétales, comme c'est le cas pour les parfums de fruits tels que la poire, la mangue, la fraise, etc.

• Composés inexistants dans la nature en tant que nouvelle substance telle que l'iso E super, qui a été synthétisée et produite en laboratoire et est largement utilisée dans les parfums, ainsi que la chalone qui donne une odeur aquatique et est largement utilisée dans les parfums contemporains.

• En tant que source alternative pour les substances qui ne sont pas facilement obtenues à partir de sources naturelles, par exemple le linaloolet la coumarine, qui sont des substances présentes naturellement.

• Améliorer les propriétés de la substance lors de son extraction de manière synthétique, en évitant les odeurs indésirables et en préservant les odeurs souhaitées.

• Pour obtenir un produit plus stable et durable que celui présent dans la nature, par exemple, dans l'huile de citron, nous remarquons que son composant principal, (d-limonène), possède une odeur légèrement douce mais très volatile.

• Certaines substances naturelles peuvent contenir des matières toxiques ou des produits chimiques interdits à l'utilisation.

Utilisation des matières odorantes en toute sécurité

Que les matières odorantes soient naturelles ou synthétiques, elles peuvent être dangereuses, surtout à des concentrations élevées. De nombreux parfums contiennent des composés pouvant causer des allergies.

Les matières odorantes utilisées dans les parfums et autres produits parfumés, les déodorants ou les produits pour la peau, etc., peuvent provoquer une phototoxicité ou une dermatite de contact en raison du contact avec la peau. Dans l'Union européenne, 26 composés odorants ont été identifiés comme étant des allergènes. Ces composants doivent être indiqués sur les étiquettes des produits cosmétiques et des parfums qui les contiennent, afin d'avertir les consommateurs susceptibles de présenter une sensibilité à ces substances.

Allergène	Numéro CAS
Fréquemment signalé	
Amyl cinnamal	122-40-7
Alcool amylcinnamique	101-85-9
Alcool benzylique	100-51-6
Salicylate de benzyle	118-58-1
Alcool cinnamique	104-54-1
Cinnamal	104-55-2
Citral	5392-40-5
Coumarine	91-64-5
Eugénol	97-53-0
Géraniol	106-24-1
Hydroxycitronellal	107-75-5
Hydroxyméthylpentylcyclohexènecarboxaldéhyde	31906-04-4
Isoeugénol	97-54-1
Moins fréquemment signalé	

Alcool anisylique	105-13-5
Benzoate de benzyle	120-51-4
Cinnamate de benzyle	103-41-3
Citronellol	106-22-9
Farnésol	4602-84-0
Hexyl cinnamaldéhyde	101-86-0
Lilial	80-54-6
d-Limonène	5989-27-5
Linalool	78-70-6
Méthyl-heptine carbonate	111-12-6
3-Méthyl-4-(2,6,6-trimethyl-2-cyclohexen-1-yl)-3-buten-2-one	127-51-5
Mousse de chêne	90028-68-5
Mousse d'arbre	90028-67-4

Association Internationale des Parfums (IFRA)

L'Association Internationale des Parfums (IFRA), fondée en 1973 à Genève, se donne pour mission principale de promouvoir l'usage sécurisé des parfums à l'échelle mondiale. En collaboration avec le Centre Scientifique de l'Industrie des Parfums (RIFM), elle a découvert que l'utilisation simultanée de plusieurs substances chimiques peut parfois entraîner des réactions négatives, en particulier en ce qui concerne le corps humain.

Certaines substances chimiques et extraits d'huiles essentielles ont été interdits en raison de réactions telles que des irritations cutanées chez certaines personnes.

IFRA mène des recherches sur différentes substances chimiques utilisées dans toutes sortes de produits et observe leurs résultats.

IFRA établit des normes pour garantir l'utilisation sûre des substances, en les rendant conformes aux recommandations et aux normes scientifiques émises par un groupe d'experts internationaux, comprenant des dermatologues, des spécialistes en maladies génitales, des toxicologues et des scientifiques de l'environnement.

IFRA évalue également les données sur les composants des parfums pour s'assurer qu'il n'y a aucun risque pour le consommateur.

IFRA fournit des informations sur la concentration des substances, le taux d'utilisation et la composition chimique des ingrédients dans les parfums.

Caractéristiques	Restrictions	Interdiction
• Autres exigences sur le type de substance (telles que les normes de pureté)	• Le pourcentage maximum de matériaux à utiliser et/ou le type de produits dans lesquels certaines substances peuvent être utilisés	• Interdiction de l'usage d'une substance

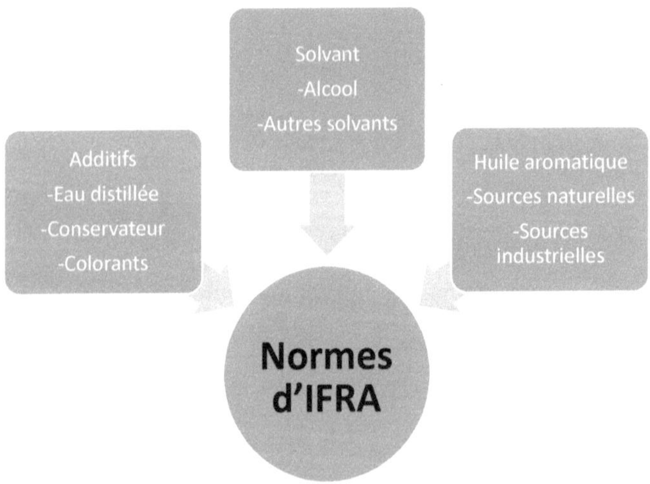

Alcool

L'alcool utilisé en parfumerie est de l'éthanol dénaturé

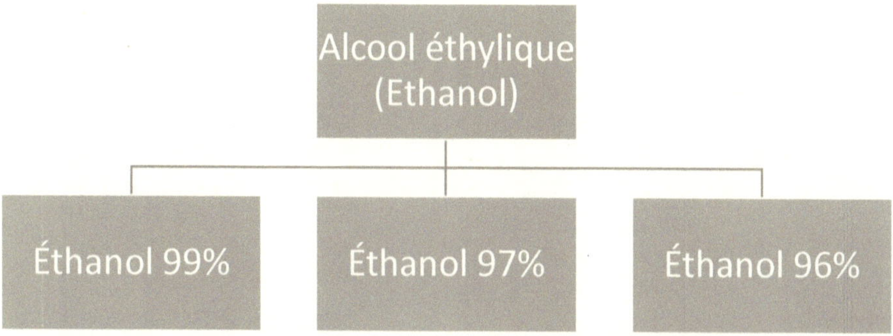

Ces chiffres représentent le degré de pureté de l'alcool par rapport aux impuretés et à l'eau en cas d'utilisation de 96%. L'alcool utilisé dans l'industrie des parfums est de l'éthanol altéré avec un taux de 96%. L'alcool est altéré en raison des taxes imposées par de nombreux gouvernements. Des substances sont ajoutées pour le rendre non potable, le soustrayant ainsi aux taxes et le rendant moins cher que l'éthanol pur.

Il existe différentes substances utilisées pour altérer chimiquement l'alcool, par exemple, le Bitrex, le dénatonium, et d'autres additifs courants (non exhaustifs). Que se passerait-il si vous buviez de l'alcool altéré ? Vous pourriez rencontrer des problèmes en raison des effets chimiques de ces substances. Les effets dépendent des additifs utilisés, et peuvent inclure des effets indésirables tels que des vomissements, des dommages au système nerveux, d'autres dommages aux organes, une augmentation du risque de cancer, voire la possibilité de décès.

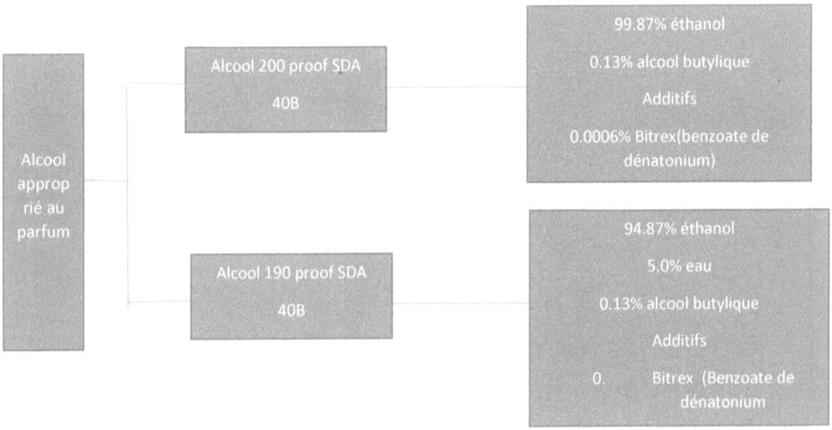

Eau distillée

L'eau distillée est incorporée à l'alcool utilisé pour fabriquer des parfums pour plusieurs raisons :

-Renforcer l'odeur du parfum et améliorer la dispersion de l'arôme de l'huile parfumée. Il est observé que les parfums contenant de l'eau ont une odeur plus intense.

-Atténuer la force de l'alcool.

-Créer un équilibre dans le parfum.

-Retarder l'évaporation de l'alcool.

- Rendre le parfum enrichi d'eau plus doux pour la peau, l'alcool ayant tendance à l'assécher.

Certains utilisent une proportion élevée d'alcool pour augmenter la puissance olfactive des parfums. Cependant, cela peut être une erreur, car cela entraîne une évaporation rapide du parfum et peut affecter sa longévité.

Eau distillée	**Alcool 96**	**Concentration souhaitée de l'alcool**
	en poids 96	**En poids**
Alcool A20	176	**836**
Alcool A30	262	738
Alcool A35	308	692
Alcool A40	355	645
Alcool A45	403	597
Alcool A50	453	547
Alcool A55	503	497
Alcool A60	555	445
Alcool A65	609	391
Alcool A70	665	335
Alcoole A75	726	274
Alcool A80	783	217
Alcool A85	846	154
Alcool A90	913	78

Pour clarifier : Nous avons de l'alcool avec une concentration de 96 % pour obtenir une concentration d'alcool de 90 %. Nous ajoutons 913 grammes d'alcool à 78 grammes d'eau distillée, ce qui donne un taux d'alcool de 90 %.

Ceci est une feuille provenant d'une usine de parfums.

Type de Parfum	Concentration d'Alcool	Pourcentage d'Huile de Parfum
Parfum	15-30%	90-95%
Eau de Parfum	8-15%	80-90%
Eau de Toilette	4-8%	80-90%
Eau de Cologne	3-5%	70%
Eau Fraîche	1-3%	80%

Catégorie des parfums

Les catégories de parfums se définissent par la concentration d'huile de parfum dans l'alcool, qui est généralement de l'éthanol. Une augmentation du pourcentage de concentration du parfum prolonge la durée de l'odeur des parfums, qu'ils soient composés d'huiles essentielles naturelles ou synthétiques. Les pourcentages des catégories de parfums varient d'une entreprise à l'autre en fonction des types de substances utilisées.

Le parfum, présentant une concentration élevée de 20% à 30%, parfois même jusqu'à 50%, est l'option la plus coûteuse mais offre une longue tenue pouvant aller jusqu'à 24 heures. Adapté aux peaux sensibles et sèches en raison de sa faible teneur en alcool.

L'eau de parfum (EDP), avec 15% à 20% de concentration, offre une tenue de 5 à 8 heures, soit une seule utilisation pour une journée complète de travail, à un prix plus abordable que le parfum.

L'eau de toilette (EDT) a une concentration de 5% à 15%, moins chère que l'EDP il s'agit du type de parfum le plus répandu, et sa tenue est généralement de deux à trois heures.

La Cologne, le terme le plus ancien désignant le parfum, a une faible concentration de 2 à 4%, avec une durée de deux heures, souvent ajoutée à de l'eau de rose ou de l'eau distillée.

L'eau fraîche, avec environ 1 à 3% d'huiles parfumées, offre une tenue d'environ une heure, avec moins d'alcool et davantage d'eau que l'eau de cologne.

Solvants

Les parfums sont dilués pour plusieurs raisons, notamment :

Réduire le gaspillage de matériaux lors des expériences.

Certaines matières ont une odeur forte et complexe, mais en les diluant, il est plus facile de les sentir et de les reconnaître.

Certaines matières se présentent sous forme de poudre

ou de cristaux et doivent être dissoutes avant utilisation.

Les matières peuvent être diluées à 10-20-3-40-50 % ou parfois même à 1 % ou 0,5 % avant d'être ajoutées à un mélange.

Certaines matières sont difficiles à manipuler en raison de leur texture visqueuse ou solide, nécessitant ainsi d'être diluées.

Dilution des substances aromatiques avec des solvants chimiques

Dipropylène glycol

Il s'agit d'un type de composé chimique organique faisant partie de la catégorie des alcools, avec une variété destinée à l'industrie et une autre utilisée dans la fabrication de parfums. Utilisé comme solvant en raison de son absence d'odeur, de sa transparence, de son point d'ébullition élevé et de sa faible toxicité. C'est un agent porteur, employé pour atténuer les odeurs fortes des parfums et augmenter leur persistance en se liant aux molécules de parfum, les rendant moins volatiles. Il est soluble dans l'eau et l'éthanol, utilisé dans les produits cosmétiques.

Son point d'inflammation est de 118 °C et son temps de rétention olfactive est de 400 heures. Numéro CAS : 25265-71-8

IPM : Myristate d'Isopropyle

Il s'agit d'un ester composé d'isopropanol et d'acide myristique, utilisé comme diluant pour les parfums, miscible avec d'autres alcools et huiles porteuses, et agissant comme fixateur inodore.

Son numéro CAS est 110-27-0.

Son point d'inflammation est de 110 °C et son temps de rétention olfactive est de 400 heures.

Phtalate de diéthyle

Un autre ester mentionné est le phtalate, un liquide transparent et incolore, dépourvu de forte odeur, plus dense que l'eau et insoluble dans celle-ci. Convient à de nombreuses molécules organiques, il est utilisé dans les cosmétiques et les parfums, généralement à 5%, avec certaines propriétés fixatives.

Solvants aromatiques

<u>Benzoate de benzyle</u>

Le benzoate de benzyle, ester résultant de la réaction entre l'acide benzoïque et l'alcool benzylique,, est extrait du baume du Pérou, offrant une légère odeur. Il facilite la dissolution et le mélange de toutes les matières odorantes dans le parfum, utilisé comme fixatif dans les parfums naturels.

C'est un liquide visqueux avec une légère odeur de baume douce, soluble dans l'eau, il sert de mélangeur et de fixatif classique dans les parfums, également utilisé dans les fleurs lourdes telles que la tubéreuse, l'ylang-ylang, le lys, et le gardénia, ainsi que dans les parfums orientaux. Il est parfois remplacé par le salicylate de benzyle en raison de son odeur légère. Notes olfactives : amande, baume, herbacé, léger, huileux, doux.

Salicylate de benzyle

Il s'agit d'un ester formé par l'estérification de l'acide salicylique avec l'alcool benzylique, utilisé comme améliorateur de parfum dans les produits de soins de la peau.

Le salicylate de benzyle se trouve naturellement dans le clou de girofle, agissant comme un bon fixatif dans les parfums. Notes olfactives : florales douces, herbacé huileux, baume, légèrement phénolique.

Il sert largement de mélangeur dans l'industrie des parfums, généralement comme une excellente base florale légère, particulièrement efficace avec les aldéhydes pour donner une douceur au mélange.

Citrate de triéthyle

Un ester produit par l'estérification de l'acide citrique

avec l'éthanol, doux pour la peau et non allergène, utilisé dans les cosmétiques, les médicaments, et les produits alimentaires.

Utilisé dans les parfums naturels, en particulier avec les résines, il agit comme mélangeur ou solvant. Lorsqu'il est mélangé avec des matières à évaporation rapide, il produit des notes douces et fruitées chaudes, excellentes avec les roses, utilisé comme fixatif.

Hercolyn D

L'ester méthylique de la colophane hydrogénée est une substance résineuse utilisée comme support pour les parfums à base d'huiles, qui est en contact avec la peau dans les mélanges orientaux, offrant une protection cutanée contre l'impact des substances parfumées. Elle est présente dans la composition naturelle de l'encens et a plusieurs utilisations, apportant des notes boisées, de baume, et légères qui agissent comme un équilibrant olfactif, atténuant les odeurs fortes et les rendant plus douces. Elle est utilisée comme fixatif pour les parfums, notamment dans les parfums à base d'oud, et comme solvant pour le développement des parfums orientaux, résineux et non alcoolisés. La proportion d'utilisation peut atteindre jusqu'à 20% de la concentration du parfum.

Conservateurs de parfum

Hydroxytoluène butylé

• Non soluble dans l'eau, partiellement soluble dans l'alcool et les huiles, prévient l'oxydation des produits, utilisé à une proportion de 0,1%.

• La substance est ajoutée après le processus de vaporisation de l'huile parfumée et au moment de son mélange avec l'alcool.

Benzophénone

• Non soluble dans l'eau, soluble dans l'alcool et les huiles.

• Protège les produits contre les rayons ultraviolets du soleil, susceptibles de causer des dommages aux parfums.

•Taux d'utilisation : 0,1%.

• Benzophenone-3

• CAS: 131-57-7

Nom INCI : Benzophenone-3

Pyramide Olfactive :

Notes de Tête (Tête) : Elles donnent une impression lors de la vaporisation du parfum.

Notes de Cœur (Milieu) : Elles constituent le thème

central du parfum et définissent sa personnalité.

Notes de Fond (Base) : Elles assurent la stabilité du parfum

Utilisée pour décrire l'odeur d'un parfum, afin d'aider les individus à faire leur choix pour l'achat de leur parfum et à comprendre la famille olfactive qui correspond à leurs goûts. Bien que la pyramide olfactive soit utile pour les débutants dans le domaine des parfums pour comprendre les composants, elle peut être quelque peu trompeuse. Elle donne l'impression que chaque composant est distinct, de la note de tête à la note de cœur, puis à la note de fond, créant une impression immédiate venant d'abord de la note de tête, puis du cœur, avec la base apparaissant graduellement en tant qu'étape finale. Cependant, cela n'est pas réaliste, et ce qui se produit réellement est la manifestation des odeurs des notes de tête, de cœur et de fond simultanément au début du parfum, avec des proportions différentes en fonction des phases d'évaporation des composants.

Lors de la vaporisation du parfum, vous sentirez les notes de tête ainsi que certaines notes du cœur et un peu de la base. Vous ne sentirez pas uniquement les notes de tête, mais plutôt un mélange de toutes les composantes.

Au fil du temps, lorsque le parfum se stabilise, les notes de base commencent à émerger. Cependant, vous continuerez à percevoir légèrement les notes de tête et davantage les notes du cœur. Les composants de base deviendront plus perceptibles à mesure que le parfum évolue.

Lorsque le parfum atteint la phase de séchage, vous ne sentirez plus du tout les notes de tête, très peu des notes du cœur, et tout ce que vous sentirez sera la base ou la phase sèche du parfum.

En réalité, les notes s'évaporent simultanément car les molécules odorantes qui composent le parfum ont des taux d'évaporation différents. Cela ne signifie pas que les composants vont s'évaporer de manière régulière, avec les notes de tête d'abord, suivies des notes de cœur, puis des notes de fond. Par exemple, si un parfum contient des agrumes, des fleurs et de la vanille, vous sentirez l'odeur de la vanille dès les premiers instants où vous vaporisez le parfum. Cette explication offre une précision accrue sur la manière dont le parfum se comporte, montrant que la libération des odeurs se produit de manière synchronisée en fonction de l'évaporation des différents composants.

Note de Tête

La Note de Tête est la première impression olfactive immédiate lors de la vaporisation du parfum. Les composants utilisés dans la note de tête sont constitués de petites particules légères qui se dissipent rapidement.

Elles forment l'impression initiale du parfum et sont donc très importantes dans la commercialisation des parfums.

Anis → Bois de rose → Bois de Cèdre de Virginie → Galbanum → Lavande → Menthe → Romarin → Huile de Sauge sclarée → Baie de Genévrier → Osmanthe → Bergamote → Pamplemousse → Citron → Lemongrass → Citron vert → Mandarine → Orange amère → Orange sanguine → Orange douce → Bigarade Petit-grain

Note de Cœur

La note de cœur est constituée de composants de volatilité et de stabilité moyennes. Elle agit pour masquer la première impression, la note de fond, qui peut ne pas être agréable.

Basilic → Poivre noir → Fleur de girofle → Graines de carottes → Camomille →Cannelle → Sauge sclarée → Clou de Girofle → Coriandre → Huile de cyprès → Fenouil → Géranium → Gingembre → Bois de gaïac → Jasmin → Baies de genévrier → Lavande → Verveine exotique → Marjolaine → Mimosa → Noix de muscade → Osmanthe → Rose → Tagètes → Tubéreuse → Violette → Ylang-ylang

Note de Fond

La note de fond offre une profondeur et fixe le parfum. Elle est composée de matières riches et profondes, habituellement non perçue dans les 30 minutes précédant l'application du parfum, elle persiste plus longtemps dans l'air.

Les notes de tête et de cœur sont influencées par l'odeur de la base, et les fragrances de la base évoluent également en fonction des composants utilisés dans la note de cœur. Certaines notes de base peuvent avoir une odeur initialement indésirable, mais avec le temps, l'odeur devient plus agréable. C'est pourquoi des composants de la note de cœur sont souvent ajoutés pour ajuster l'odeur.

Pin → Ambrette → Racines d'Angélique → Sapin Baumier → Benjoin → Bois de Cèdre de l'Atlas → Civette → Café → Costus → Encens → Résine de Galbanum → Labdanum → Lavande → Musc → Myrrhe → Mousse de chêne → Opoponax → Racines d'iris → Patchouli → Baume de Pérou → Bois de Santal → Macroalgues → Baume de Tolu → Tonka → Vanille → Vétiver

Types de pyramides olfactives

Il existe différents types de pyramide olfactive, et la proportion des ingrédients varie en fonction du thème du parfum. Par exemple, si l'on décide de créer des parfums rafraîchissants pour le matin, le thème du parfum serait constitué d'ingrédients frais et vivifiants, tels que des notes de légumes, d'agrumes et d'ozone. Leur proportion dans le parfum serait plus élevée, comprise entre 40% et 60% des ingrédients de la note de tête.

En revanche, si le thème du parfum est oriental, impliquant principalement des ingrédients boisés et résineux, la proportion des ingrédients de la base serait plus importante. Si l'on souhaite créer un parfum poudré, les ingrédients de la note de tête seraient très limités.

Il est incorrect de fixer une proportion spécifique pour la pyramide olfactive, comme par exemple 20% pour les notes de tête, 60% pour les notes de cœur, et 20% pour les notes de fond, et de l'appliquer à tous les types de parfums. Certains pensent à tort que la base devrait représenter 60% dans tous les types de parfums dans le but de stabiliser la fragrance, ce qui constitue une erreur majeure.

Pyramide linéaire

La pyramide linéaire a émergé dans les années 1990 comme une évolution dans la qualité des parfums traditionnels. Les parfums linéaires, ou parfums à évolution linéaire, sont apparus, différant complètement des parfums existants à cette époque.

Les parfums linéaires se basent sur seulement quatre matières premières : l'Hédione, la Méthylionone, l'Iso E Super, et le Galaxolide. Ces matières premières s'évaporent de manière linéaire et conservent leur odeur sur la peau pendant une longue période sans changement, jusqu'à ce qu'elles sèchent et disparaissent. Un exemple de ce style est « Trésor » de Lancôme.

En plus des matières linéaires, d'autres éléments

peuvent être ajoutés, tels que des matières premières naturelles, des bases, et d'autres composés chimiques aromatiques, afin d'apporter de la profondeur et de la richesse au caractère du parfum.

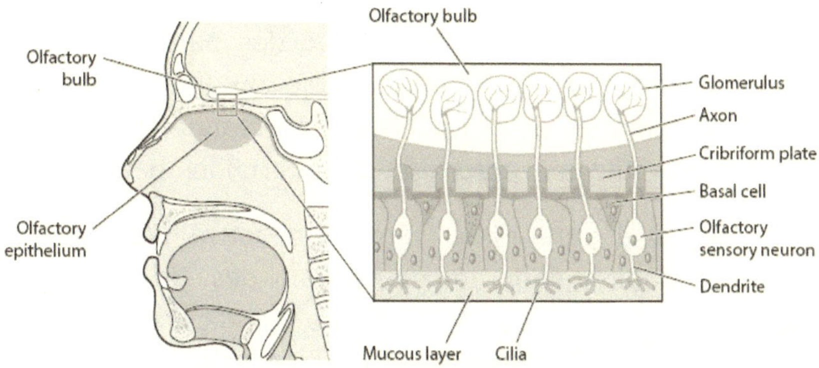

Bulbe olfactif - épithélium olfactif- couche de mucus – cils – glomérule – axone - plaque criblée - cellule basale - neurone sensoriel olfactif - dendrite

La sensation olfactive commence à la fin de la cavité nasale, où sont présents des millions de nerfs sensoriels. À l'extrémité de ces cellules se trouvent des groupes de récepteurs olfactifs qui interagissent avec les substances volatiles transportées vers le nez par l'air inhalé.

La région du cerveau traitant l'odorat est liée aux zones responsables de la mémoire et des émotions. Il est également possible que le sens de l'odorat interagisse avec certains souvenirs et émotions, comme cela se produit pour certaines personnes qui se rappellent de quelqu'un simplement en sentant le parfum qu'il utilise habituellement.

L'odeur des substances dépend de leur taux d'évaporation et de la taille de leurs particules. Ainsi, les substances qui n'ont pas de taux d'évaporation n'ont pas d'odeur. Certaines substances avec des particules plus grandes ont une évaporation faible ou lente, comme certaines variétés de musc, ce qui leur donne une odeur légère ou difficile à percevoir pour certaines personnes.

L'odorat dépend de la mémoire olfactive, nécessitant une continuité dans la perception des odeurs. Les recherches ont montré que le sens de l'odorat se développe pleinement chez le fœtus, dans l'utérus, à l'âge de 3 mois, et évolue progressivement après la naissance en se liant aux expériences.

Nous apprenons la plupart des odeurs pendant notre croissance, et celles-ci influencent nos souvenirs d'enfance. Par exemple, si vous mangez des bonbons quand vous êtes enfant, il est probable que cette odeur vous soit agréable car elle est associée aux beaux jours de l'enfance, aux jeux et aux moments joyeux. Certaines personnes qui ont été traitées avec des herbes aromatiques telles que la menthe poivrée ou la lavande dans leur enfance peuvent les détester à l'âge adulte car ces odeurs sont liées au souvenir de la maladie.

Les zones réceptrices de l'odorat varient d'une personne à l'autre, mais elles peuvent être similaires chez certains comme par exemple les jumeaux. Cependant, chaque personne ne perçoit pas l'odeur de la même manière que les autres. Certains peuvent sentir l'odeur d'une fleur et la percevoir comme telle, tandis que d'autres peuvent la sentir et l'interpréter différemment. Les odeurs nous entourent de partout, que ce soit dans les hôtels, les marchés ou les lieux publics, chacun possédant ses propres parfums distinctifs. Par exemple, lorsque vous séjournez dans un hôtel et que vous passez des moments heureux à cet endroit, l'odeur du lieu devient associée au bonheur. En sentant cette odeur, vous vous souvenez du lieu et avez envie d'y retourner.

L'idée des publicités pour les parfums utilise ces effets, tout comme lors de la présentation d'une maison à vendre, où l'on diffuse l'odeur du café pour susciter un sentiment d'appartenance au lieu.

Lorsque vous entraînez votre nez à reconnaître des odeurs et des substances spécifiques, vous entraînez votre esprit à créer des liens avec vos propres souvenirs, émotions, couleurs et textures.

Il est nécessaire de construire une mémoire olfactive pour reconnaître différentes odeurs, et lors de la classification des odeurs des matières premières, cela devient relativement simple.

Le parfumeur doit bien connaître ses matières premières, être capable de les reconnaître, de les décrire et de les mélanger entre elles.

Développer le sens de l'odorat :

• Éviter les environnements et les aliments qui provoquent le rhume, tels que les produits laitiers (fromage, lait, yaourt, crème glacée).

• Éviter les substances qui affaiblissent l'odorat, comme le tabagisme, qui a un effet anesthésiant sur les fibres nerveuses situées à l'arrière du nez, responsables de la transmission des signaux nerveux liés à l'odorat vers le cerveau.

• Augmenter le niveau de zinc dans le corps : consommer des aliments riches en zinc, tels que les fruits de mer.

• Nettoyer le nez avec une solution saline naturelle : pour éliminer les particules de poussière et les impuretés accrochées à l'intérieur du nez.

• Pratiquer des exercices physiques : pour renforcer la puissance de l'odorat, car ces derniers stimulent la circulation sanguine dans les différentes cellules du corps et notamment dans le nez.

• Maintenir une hydratation adéquate en buvant suffisamment d'eau : cela préserve l'humidité du nez.

• Il est recommandé d'éviter la consommation d'aliments ou de boissons fortement odorants, tels que l'ail ou le café.

• Éviter que vos cheveux entrent en contact avec les bandes odorantes, car cela peut être une source de contamination.

• Lors des sessions de dégustation olfactive, il est essentiel de prendre un moment de repos et de calme, de rester détendu, et d'éloigner les bandes d'essai de parfum de tout endroit où il y a des odeurs fortes.

Spécifications du lieu destiné à la dégustation olfactive

Bien ventilé, stable en termes de température et d'humidité, éclairage naturel, loin des perturbations, meublé simplement pour créer une atmosphère confortable permettant de se concentrer.

Le pire endroit pour sentir les odeurs d'ingrédients parfumés est le laboratoire de parfumerie en raison de la grande quantité de substances qu'il contient, provoquant l'évaporation des particules dans l'air et saturant l'endroit d'odeurs.

Lors de l'étude des matières composant les parfums, il est nécessaire de les diluer afin de pouvoir sentir les différentes notes olfactives. Les matières premières sont diluées de 10 %, tandis que celles ayant une odeur forte sont diluées de 1 %. Il est possible de diluer les matières premières dans de l'éthanol dénaturé ou du DPG (di propylène glycol). Il est déconseillé de sentir un grand nombre de matières premières en même temps, car votre sens de l'odorat peut être saturé après plusieurs essences, rendant difficile la distinction des nuances dans le parfum.

Trempez les bandelettes odorantes d'environ 0,5 cm dans la substance que vous souhaitez sentir. Pliez légèrement la bandelette à son extrémité pour éviter tout contact avec le bout du nez. Inhalez doucement par petites bouffées en prenant des notes entre chaque odeur. N'inhalez pas profondément ou pendant une longue période.

Il est essentiel de conserver les bandelettes odorantes, car l'odeur des substances évoluera avec le temps et révélera différents aspects, même si elle n'est qu'une légère odeur. Il est important de comprendre comment l'odeur de la substance évolue avec le temps.

Prenez des notes sous forme de tableau ou sur une carte distincte pour chaque substance.

Remarquez la texture de la substance : légère ou lourde, grasse ou collante, transparente ou trouble.

Notez la force relative des substances : est-elle plus forte ou plus faible que le linalool?

Écrivez toutes les émotions que vous avez ressenties en sentant l›odeur : bonheur, tristesse, colère, fraîcheur, humeur, détente. Et est-ce qu'elle évoque des souvenirs ? Notez tout ce qui concerne la substance.

La substance est-elle diffusante, légère, piquante,

douce, savonneuse, huileuse, acide, amère ? Quelle est sa couleur ? Jaune ou brun. Claire ou foncée ? Est-ce une odeur naturelle ou chimique ? Est-ce une odeur persistante ou qui disparaît rapidement ?

Spécifications des bandelettes odorantes :

Choisissez des bandelettes odorantes fabriquées à partir de papier de haute qualité. Le papier doit mesurer 18 cm une fois plié afin de maintenir une distance entre la main et le nez pendant l'évaluation, et il est préférable que le papier ne soit pas trop épais pour permettre l'apparition des composants de l'odeur.

Lors de la comparaison d'un échantillon ou de plusieurs, il est important que les bandelettes odorantes proviennent de la même source, car des bandelettes différentes donnent des propriétés de volatilité différentes. Généralement, les échantillons sont classés du plus faible au plus fort en termes d'odeur, afin de faciliter l'évaluation d'un plus grand nombre d'échantillons avant que le nez ne soit fatigué.

Familles olfactives

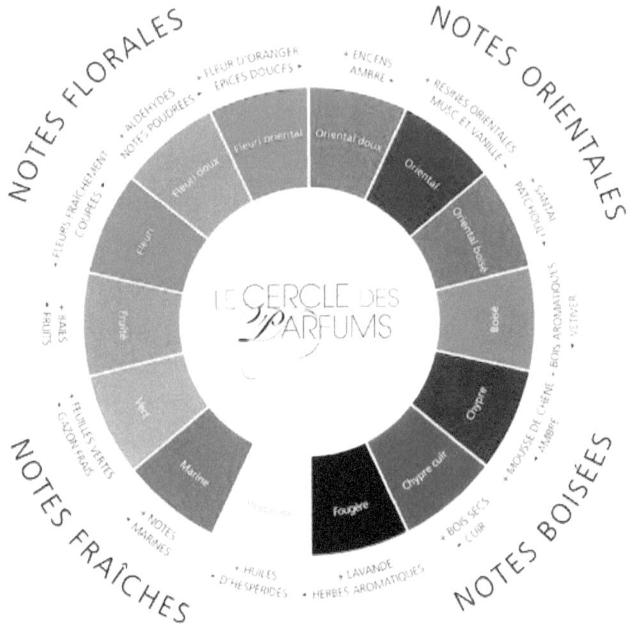

Le système de classification des parfums vise à classer les matières en groupes en fonction de leurs caractéristiques, facilitant ainsi la compréhension de la composition, de la décomposition des composants et de la fabrication des parfums, selon les familles olfactives telles que Chypre ou Fougère.

Le système de classification des parfums a été créé

en 1983 par Michael Edwards dans le but de simplifier la classification des parfums et de mettre en évidence les relations entre les différentes catégories. Le classement se compose de quatre familles de base (familles florales, orientales, boisées, et fraîches), et chaque famille est divisée en sous-groupes disposés autour d'une roue. La classification des parfums peut évoluer, et de nouvelles catégories peuvent apparaître en raison des avancées importantes dans la technologie des parfums.

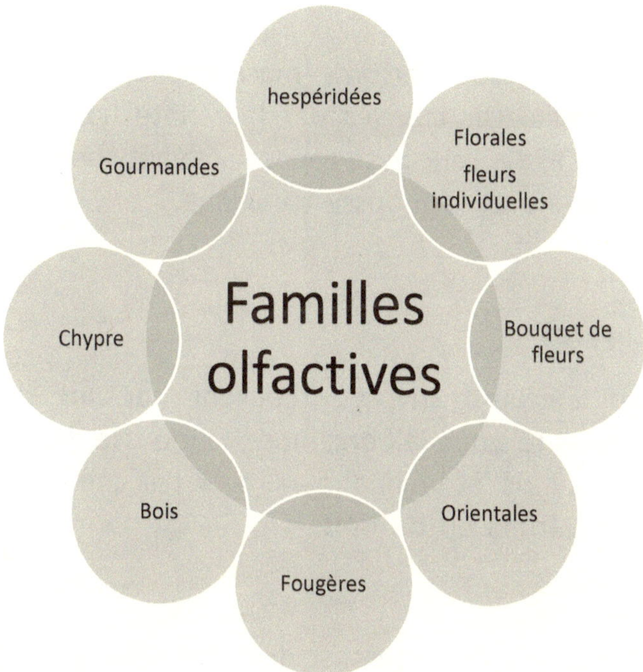

Florales

Il s'agit d'un mélange de diverses fleurs dans la composition du parfum, avec l'intensité d'autres ingrédients tels que le bois, le musc, les fruits et les agrumes.

Orientales

Elle se distingue par une senteur sucrée d'ambre ou de labdanum et est souvent composée de vanille, de tonka, de fleurs blanches, de bois, de résine et d'encens.

Fougères

De nombreux parfums masculins appartiennent à cette famille, caractérisés par leur note boisée et leur fragrance forte. Leur base repose souvent sur la lavande, la coumarine et la mousse de chêne.

Chypres

Les parfums chyprés reposent sur un mélange d'éléments tels que la bergamote, la mousse de chêne, le patchouli, l'iris, et le labdanum, avec des composants de fleurs, de fruits ou de bois.

Cuire

Une famille de parfums se distinguant par des notes de miel, de tabac, de bois, de goudron et d'odeur de cuir.

Bois

Les parfums boisés, souvent composés d'oud, de bois de santal, de cèdre, de patchouli et de camphre.

Famille hespéridée

La famille hespéridée comprend des parfums légers et frais adaptés aux femmes, aux hommes et aux adolescents.

Elle contient des notes d'herbe verte, d'air frais du matin, de brise marine, de pluie, d'agrumes, de pastèque, de pomme verte, de concombre, et d'autres ingrédients rafraîchissants. Les colognes sont généralement fabriquées à partir des composants de cette famille.

En 1709, la Cologne Aqua Mirabilis a été créée avec une concentration de 2 à 5%. La Cologne a connu un succès considérable, caractérisée par un mélange d'agrumes et d'huiles, notamment du citron, de l'orange, du pamplemousse, de la bergamote, du citron vert, du zeste d'orange, de la lavande, de la rose, du romarin, du thym, des épices et des fleurs.

En 1709, la Cologne Aqua Mirabilis a été créée avec une concentration de 2 à 5%. La Cologne a rencontré un grand succès, se composant d'un mélange d'agrumes et d'huiles, notamment du citron, de l'orange, du pamplemousse, de la bergamote, du citron vert, du pamplemousse, du zeste d'orange, de la lavande, de la rose, du romarin, du thym, des épices et des fleurs.

L'odeur de l'océan ou de la brise marine : c'est une senteur propre et moderne, contenant des agrumes pour plus de fraîcheur et de vitalité, des notes florales telles que le lys aquatique, des notes boisées et des herbes marines, ainsi que des fruits. Parmi les composants principaux des parfums aquatiques, on trouve la Calonne, qui évoque l'air pur au-dessus de la surface de la mer.

L'odeur verte : semblable à l'herbe coupée, aux feuilles vertes, à la fraîcheur, au sport et à l'air pur, avec des notes telles que le thé vert, les herbes, les feuilles de violette, et parfois une touche de fruits.

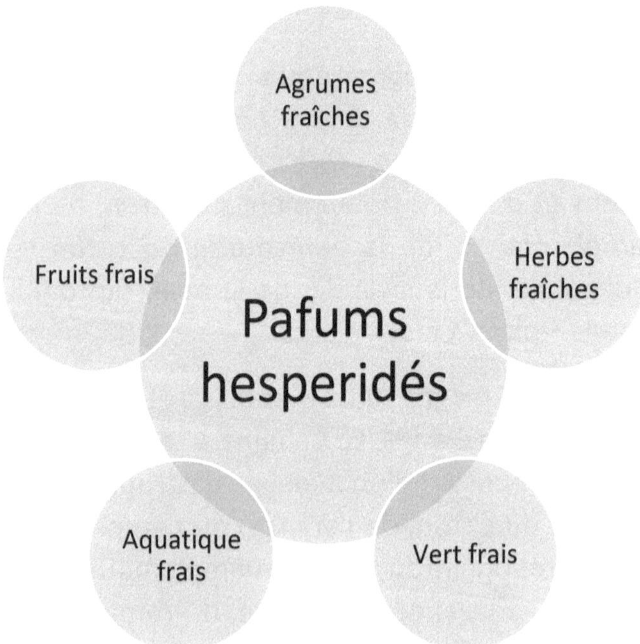

Matière 100g

Huile de Bergamote : 9.4

Citral Stralia : 0.6

Dihydromyrcénol: 2.6

Huile de Citron : 5.6

Huile de Citron Vert : 0.4

Huile de Mandarine : 1.9

Méthyl Pamplemousses : 1.5

Pharaone 10% (Givaudan) : 0.5

Huile de Lavande : 0.8

α-Isométhylionone : 1.3

Hédione : 15.0

Helional : 1.3

Éthyl Linalool: 10.0

Bois de Cèdre : 1.3

Huile de Cèdre de Virginie

Huile de Poivre Noir : 0.5

Huile de Patchouli : 2.0

Iso E Super : 19.7

Cèdre de l'Atlas : 5.0

Cashmeran 10% : 5.0

Galaxolide 50% : 7.5

Édenolide : 3.8

Calone 10% : 1.0

Mélonal 10% : 0.6

Aldéhyde de Cyclamen : 1.9

Ambermax 10% : 1.0

Substance	Numéro CAS	100g
Géosmine 1%	23333-91-7	0.022
Floral Ozoné	67634-15-5	0.2
Néroli Fleuressence	6CN09093	0.23
Dihydromyrcénol	18479-58-8	6.99
Huile de citron d'Italie	8008-56-8	6.59
Bergamote Givco 104	-	23.68
Melonal 10%	106-72-9	5
Hélional	1205-17-0	0.46
Hédione	24851-98-7	5.01
Éthyl Linalool	10339-55-6	0.68
Substitut Lillial	IFRA SKU 6MG18474	2.4
Salicylate d'héxyle	6259-76-3	0.9
Huile de Baie Rose	68917-52-2	0.5
Ambrofix 10%	6790-58-5	3
Coumarine 10%	91-64-5	0.5
Acétate de Vétiveryle	117-98-6	0.9

Cédramber	19870-74-7	5.4
Karanal 10%	117933-89-8	7.59
Iso E Super	54464-57-2	11.49
Habanolide	111879-80-2	0.68
Galaxolide 50%	1222-05-5	5
Ambrettolide	7779-50-2	3.8
Ultrazur® 10% Mixture	-	1
Calone 1%	28940-11-6	7.99

Famille florale

La famille olfactive florale jouit de la plus grande popularité auprès des femmes. Les parfums floraux sont principalement composés de jasmin, de rose, de lys et de violette, auxquels peuvent être ajoutés d'autres types de fleurs tels que le gardénia, la tubéreuse, le magnolia, le mimosa, etc.

Un parfum floral est constitué d'un accord floral représentant jusqu'à 50% du parfum, selon le type. Il est possible d'ajouter des fleurs avec une touche d'épices, de fruits, d'accords aquatiques ou d'aldéhydes. Les parfums floraux orientaux peuvent être créés en ajoutant de l'ambre, des épices, de la vanille, du musc et du bois d'oud. Toutes les familles olfactives conviennent aux parfums floraux.

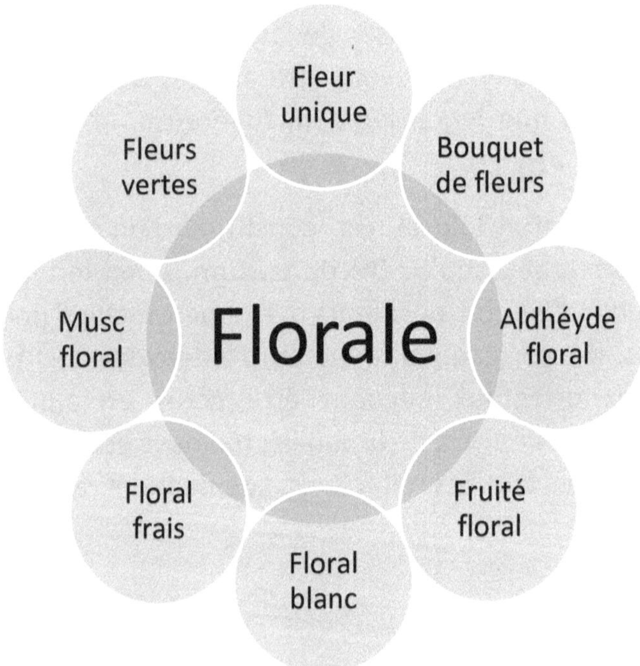
Fleur
unique
Bouquet
de fleurs
Aldhéyde
floral
Fruité
floral
Floral
blanc
Floral
frais
Musc
floral
Fleurs
vertes
Florale

Fleur unique

La fleur unique peut contenir jusqu'à 300 molécules, par exemple, l'absolu de jasmin, qui contient divers composés odorants tels que l'acétate de benzyle, l'acétate de linalyle, l'alcool benzylique, la jasmone, et l'indole. Ces molécules se combinent pour créer le parfum naturel de la fleur.

Il est possible de créer un parfum avec une seule note florale, comme le lys, la violette, la rose, ou la lavande.

Bouquet floral

Composé de diverses fleurs, il crée une impression féminine charmante, semblable à un bouquet envoûtant de fleurs.

Aldéhyde floral

Les aldéhydes, ajoutés à presque tous les parfums, sont particulièrement utilisés pour intensifier la diffusion des notes florales, en plus des agrumes, des notes animales et boisées.

Floral fruité

Des parfums rafraîchissants et des effluves empreints de jeunesse et de vitalité, associant des fruits tels que la pêche, la mûre, la mangue, la poire et la pomme, en plus des fleurs, adaptés aux adolescentes, jeunes femmes et femmes plus âgées.

Fleurs blanches

Aussi appelées fleurs sensuelles ou narcotiques, car elles partagent souvent la molécule de l'indole. Ce sont des parfums romantiques tels que le jasmin, le musc, la fleur d'oranger, le magnolia et le gardénia, parfaits pour les mariages et les parfums poudrés.

Floral frais

Les fleurs fraîches sont souvent mélangées avec des agrumes pour créer des parfums plus légers, adaptés à toutes les tranches d'âge, rafraîchissants et parfaits pour l'été. Il est également possible de créer des parfums floraux aquatiques et les herbes fraîches.

Fleurs et épices

Les fleurs épicées contiennent des nuances épicées telles que la fleur de girofle et la fleur d'immortelle. L'accord oriental contient de l'eugénol qui est une particule du girofle associée au salicylate de benzyle.

Fleurs vertes

Les fleurs vertes ajoutent une touche de fraîcheur et de vitalité, composées de feuilles vertes et de notes végétales, parfois agrémentées de notes herbacées comme le Lys de la vallée, le lilas, le freesia, le muguet. On peut y ajouter des feuilles de violette, du galbanum ou des matières synthétiques avec une odeur verte, comme l'odeur de l'herbe fraîchement coupée.

Fleurs poudrées

Les fleurs poudrées sont souvent plus intenses, avec des notes sévères comme l'iris, le mimosa, la cassie, la violette et l'héliotrope. La base de l'accord poudré est la vanille, le lilas, une note acidulée et du musc.

Fleurs boisées

Les fleurs boisées incorporent des notes florales de violette, de jasmin, de rose ou de muguet avec des notes boisées, de la poudre, et de la vanille.

Fleurs aquatiques

Un bouquet floral classique accompagné d'une série de notes marines.

Fleurs blanches

Nom de la substance	Poids pour 100 grammes
Aldehyde C-18 Gamma	
Nonalactone	0.4
Aldéhyde C-14	0.1
Hélional	2
Cis-3-Hexenol	0.1
Acétate de Cis-3-Hexenyl	0.1
Hédione	15
Jasmin	3
Linalool	5.4
Ethyl Linalool	1.5
Florol	10.4
Muguet	2
Aldéhyde Cyclamen	0.2
Frangipane	7
Magnolan	0.6

Salicylate d'éthyle	0.1
Rose	4.7
Eugénol	0.6
Isoeugénol	0.4
Acétate d'Isoeugényle	0.1
Ambroxan	0.3
Base Héliotrope	0.1
Iso E Super	28.2
Polysantol	0.8
Musc	7
Calone	0.1

Floral fuité

Nom de la substance	**100 grammes**
Aldéhyde C-14	0.2
Floralozone	0.1
Pamplemousse	0.2
Dihydromyrcénol	3

Huile de Bergamote	1.8
Pomme Verte	2
Heptanoate d'allyle 10%	0.5
Cétone de Framboise	0.3
Hélional	0.3
Salicylate de cis-3 Hexènyle 10%	0.4
Cis-3 Hexènol 10%	2
Triplal 10%	2
Alpha Isométhyle Ionone	1.4
Alpha Damascone 10%	0.3
Hédione	9
Accord de Jasmin	5
Ethyl Linalool	2
Acétate de Verdyle	0.8
Florol	10
Cyclamen Aldéhyde	1.5
Muguet	2.5
Gardénia	3
Aldéhyde Anisique 10%	0.2

Accord Rose	12
Aldéhyde Cinnamique	0.3
Ambroxan 10%	3.5
Base Héliotrope	0.1
Vanilline 10%	0.3
Éthyl-maltol 10%	0.2
Éthylvanilline	0.2
Iso E Super	10
Huile de Patchouli	0.5
Bacdanol	0.4
Cedramber	0.2
Huile de cèdre de Virginie	0.2
Accord de musc	20
Cashmeran 10%	2
Melonal 10%	0.5
Calone 10%	10

Famille des fougères

La famille fougère est célèbre pour ses parfums masculins, bien qu'elle puisse aussi caractériser des fragrances féminines. Le premier parfum fougère, FOUGÈRE ROYALE, créé par Paul Parquet, a été introduit en 1882, révolutionnant le monde des parfums. La coumarine était l'un des principaux ingrédients.

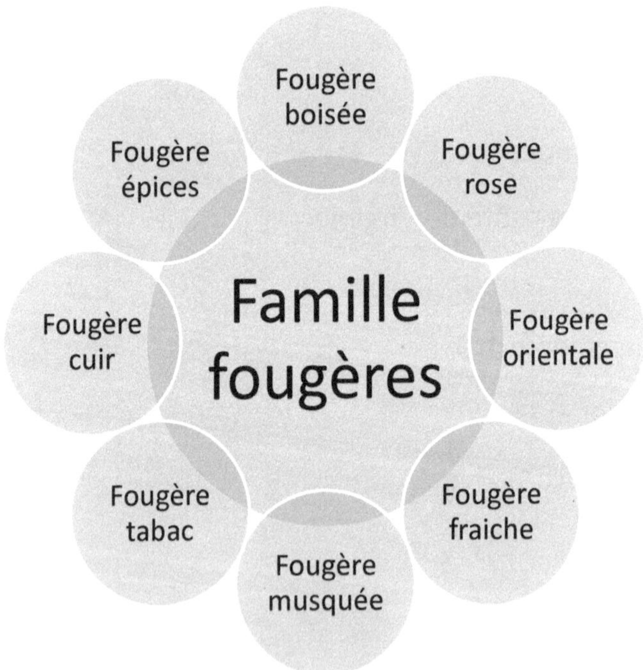

Pyramide classique des fougères :

Géranium : 20%

Lavande : 30%

Mousse et bois : 30%

Coumarine et tonka : 10%

Bergamote, Salicylate d'héxyle : 10%

Ambre (Z11 ou Karanal), Ambrocénide, Limbanol.

Matières utilisées dans la famille des fougères :

Herbes et conifères : Baume de sapin, Cyprès, Pin, Genévrier, Menthe et menthol, Camphre, Eucalyptus, Estragon, Thym blanc, Lavande, Sauge sclarée, Romarin

Épices : Aneth, Graines de cumin, Feuilles de trèfle

Résine et ambre : Élémi, Opoponax, Myrrhe, Labdanum.

Bois et notes vertes. Notes animales. Notes fumées. Algues. Agrumes. Vanille. Fleurs. Fruits.

Parfum fougère

Nom de la matière	100 gramme
Cis-3-Hexenol	0.7
Pamplemousse	0.1
Néroli	0.1
Petit-grain	0.1
Orris 10%	0.1
Salicylate d'amyle	0.1
Sauge sclarée	0.1
Ambrein	0.2
Cardamome absolue 10%	0.2
Eugénol 10%	0.2
Ambrettolide	0.3
Evernyl 10%	0.3
Tabac	0.3
Ambre gris 1%	0.5
Huile de Géranium d'Égypte	0.5
Vanilline 10%	5
Huile de Lavande Bulgare	0.8
Cétone musquée 10%	0.8
Ambroxan 10%	1
Lilial	1

Violette	1.2
Jasmin	1.3
Base d'héliotrope	1.5
Huile de Cèdre de Virginie	1.8
Hélional	2.2
Patchouli	2.2
Coumarine 10%	2.5
Fougère Vert Fleuressence	3
Bois de santal	3
Vétiver	3
Huile de Mandarine	3.5
Linalol	4
Dihydro Myrcénol	5
Bergamote	10
Galaxolide® 50%	15
Iso E Super	15
Accord musqué	19

Remarque (Ces formulations sont conçues pour tester et découvrir les arômes de la famille de parfums, et ne sont pas destinées à la production)

Fougère homme orientale

Nom de la matière	100g
Undecylénique ١١-Aldéhyde C	0.05
Laurique Dodécanal ١٢-Aldéhyde C	0.05
Aldéhyde C-14 Gamma Undecalactone	0.1
Huile de bergamote, bergaptène réduit	10
Huile de citron d’Italie	5
Huile de Citronnelle 10%	0.5
Huile de petit-grain 10%	2
Phénylacétaldéhyde 85% dans 10%	0.1
Huile de lavande	5
Huile d’estragon	2.5
(amylcinnamaldéhyde (ACA	0.1
Acétate de benzyle	2
Alpha-terpinéol	0.3
Linalol	0.5
Acétate de linalyle	0.5
P-anisaldéhyde	3
Anthranilate de méthyle	0.3
Cristaux d’oranger 10%	3
Isoamyl Salicylate	6
Salicylate de benzyle	8
Formate de citronellyle	0.5
Géraniol	0.3
Huile de géranium	7
Hydroxycitronellal	9

Alcool phényléthylique	1.5
Pyralone 10%	2.5
Coumarine 10%	0.7
(Cristaux d'héliotropine (pipéronal	3
Vanilline 10%	7
Huile de bois de santal	2
Huile de vétiver bourbon	1
Cétone musquée 10%	1
Huile de graines d'anis étoilé	0.3
Eugénol	0.2
Ethylène brassylate	10
DPG	5
Total	100

Famille GOURMAND

Le premier parfum oriental gourmand, Shalimar de Guerlain, contient de la vanille, de la vanilline, des fèves tonka, de la résine, du patchouli, ainsi que des agrumes.

D'autres parfums ont également émergé, contenant des notes de fruits rouges, de caramel, de guimauve, de chocolat, de lait, de café, de cognac et d'amande.

Les parfums gourmands s'associent avec toutes les familles olfactives, y compris les agrumes, les fleurs, l'ambre ou l'oriental, la fougère, les bois et les chypres.

Adaptés aux jeunes et aux adolescents car ils évoquent des senteurs sucrées, ils sont également appréciés par les adultes.

Famille des Cuir

La famille des cuirs est très distincte et appréciée, se caractérisant par des notes de fumée, de bois, de miel et d'aldéhydes.

Les notes de base du cuir sont composées de ces ingrédients :

Absinthe, Résine de Labdanum, Castoréum, Indole.

Pour améliorer l'odeur, plusieurs ingrédients peuvent être ajoutés en fonction des préférences et de l'objectif du parfum :

Jasmin, Oliban (encens), Ambre, Styrax, Safranal, Hédione, Iso E Super, Ambrettolide.

Base de cuir boisé

Substance	50 grammes
Iso Butyl Quinoline 10%	1.8
Huile de Cèdre de l'Atlas	0.1
Cetalox	2.2
Bacdanol	0.4
Firsantol	1.8
Kephalis	10.9
™Clearwood	18.1
Huile de Patchouli	6.5
Cashmeran	0.1
Ambrettolide	0.4
Éthylène Brassylate	7.3
Mousse de Chêne	0.4

Les proportions peuvent être ajustées et des agrumes, des fleurs, de la vanille et des épices peuvent être ajoutés

Famille Orientale

Le premier accord oriental, « Ambreine », utilisé dans le parfum Shalimar de Guerlain, a fait son apparition en 1925. Il est composé de bergamote, de vanille ou d'éthylvanilline, de coumarine et de civette.

Les ingrédients principaux de la famille orientale (ou famille ambrée) :

La vanille, la fève tonka, le myrrhe, l'encens, le styrax, le benjoin et l'opoponax. On y trouve également la coumarine, le labdanum, le patchouli, l'encens, l'oud et le musc doux aux notes poudrées, ainsi que des épices telles que la cannelle, la muscade et le clou de girofle. Des notes florales orientales, du bois de santal, des racines d'iris, ainsi que des notes gourmandes telles que le caramel, le chocolat, le café, caractérisent cette famille olfactive. Ces parfums ont une évaporation lente sur la peau et persistent longtemps.

La Pyramide Olfactive Orientale Classique :

30 % d'agrumes, 20 % de fleurs (rose et jasmin), 50 % d'ambre, de musc, de résine, de patchouli, de vanille, et de fève tonka ou coumarine.

Accord amber
Benjoin : 66.7
Labdanum: 22.2
Vanille : 11.1

Ambréine liquide 859

« La Technologie de la Parfumerie, Art-Science-Industrie, deuxième édition révisée, F.V. Wells et M. Billot, 1981, Ellis Horwood Limited, pg. 157 » (« Formules de démonstration de parfum - The Good Scents Company »)

Ingrédient	Quantité (en g)
Huile de bergamote	3
Alpha-ionone	4
Huile d'oliban	3
Résine de benjoin de Siam	8
Huile de géranium bourbon	4
Cinnamate d'isoamyle	6
Cinnamate de méthyle	2
Alcool cinnamique	2
Substitut d'absolu de civette	1
Huile de labdanum	25
Fixateur 505 1%	2

Coumarine	8
Vanilline	11
Huile de cèdre de l'Atlas	4
Huile de patchouli	2
Acétate de vétiveryle	2
Substitut de musc ambrette	2
Cétone musquée	3
Dipropylène Glycol (DPG)	8
Total	100

Ambrène 50

Application : Bases spéciales pour la cosmétique, les parfums et les arômes,

Louis Appel, 1982, Novox, Inc., pg. 326

Huile d'orange	15
Huile de citron c.p. (Furo Coumarin réduit)	15
Huile de bergamote (Bergaptène réduit)	200
Huile de lavande	30
Linalool	30

Acétate de benzyle	40
Huile de géranium bourbon	15
Alcool de phénéthyle	10
Résine de benjoin de Siam	25
Résine de labdanum	25
Résine de myrrhe	30
Résine de baume tolu	25
Huile de patchouli	20
Huile de bois de santal	15
Alcool cinnamique	25
Coumarine	80
Héliotropine	10
Cétone musquée	10
Substitut de musc xylol	30
Vanilline	150
Dipropylène Glycol (DPG)	200
Total	1000

Famille Boisée

Les parfums boisés se caractérisent par des odeurs de bois qui constituent l'élément principal du parfum, et où les notes boisées se manifestent clairement dès l'instant où le parfum est pulvérisé.

Un type de bois peut dominer, mais souvent, il s'agit d'un mélange de nombreuses notes.

Les composants boisés peuvent être enrichis par des nuances provenant de divers aspects tels que les agrumes, les fleurs, les fruits, les épices ou la vanille.

Les principaux composés naturels boisés sont :

Vétiver

Bois de santal

Bois de cèdre

Patchouli

Bois de pin

Cyprès

Bois d'oud

Bois de rose

Nagarmotha

Amyris

Spikenard

Bois de Gaïac

Peut faire partie de familles aromatiques aux senteurs boisées :

Vert

Ambre

Floral

Tabac

Agrumes

Fougère

Chypré

Boisé Épicé - Parfums boisés avec des notes épicées telles que la cannelle, le clou de girofle, le cumin et la muscade, parfois agrémentés de fruits et de fleurs, plus adaptés à l'hiver.

Boisé Aromatique - inclut des herbes aromatiques

telles que la lavande, le basilic, le romarin, la marjolaine, avec une senteur verte, des algues et de la résine.

Boisé Floral - Un bouquet de fleurs avec des notes boisées en base telles que le cèdre et le gaïac, avec une touche d'oud.

Boisé Frais - Contient des agrumes tels que la bergamote, le pamplemousse, le citron et la mandarine, souvent en tête du parfum.

Boisé Fruité - Les parfums boisés reposent sur des fruits tels que la pêche, l'abricot, la nectarine et des fruits d'été délicieux.

Accord boisé

Huile de bergamote	33.3
Hédione	13.3
Acétate de vétiveryl	16.7
Huile de cèdre de Virginie	13.3
Sandela	10
Absolu de mousse de chêne 10%	13.3
Total	100

Accord boisé

Iso E Super	52.9
Z11 -10 MIP Z11 10 MIP	14.7

Ambroxan	11.8
Sylvamber	8.8
Patchouli Oil Light	5.9
Bacdanol	5.9
Total	100

Famille Chypre

À l›époque romaine, cette famille a été nommée d›après l›île de Chypre, où poussent des plantes aromatiques qui se distinguent par leur parfum chypré.

François Coty a créé le parfum Chypre en 1917 avec « Chypre de Coty », utilisant l'accord de bergamote, de labdanum et de mousse de chêne, caractérisé par une base chaude et boisée de musc, patchouli et labdanum. Les variations incluent la rose, le bois de santal, le bois de rose, le jasmin, le cèdre, l'ambre, le vétiver, et d›autres agrumes.

Les parfums chyprés sont chauds et secs.

Leurs ingrédients comprennent la bergamote, la mousse de chêne, le patchouli et le labdanum. Parfois, des éléments de fleurs, de fruits ou de bois sont utilisés.

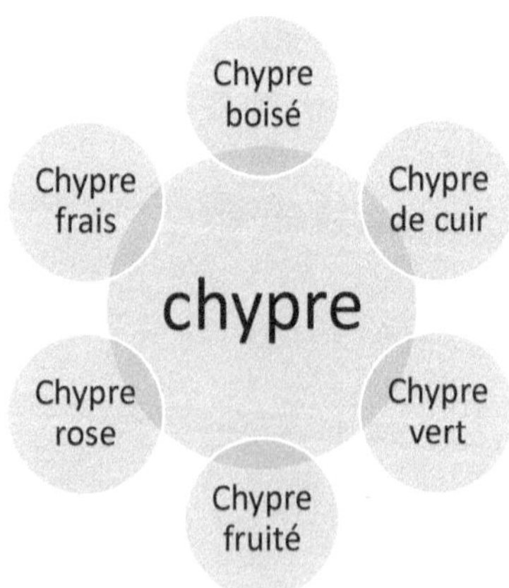

Parfum chypre

Substance	100g
Floralozone	0.1
Huile de Bergamote	10
Huile de Citron	2.5
Dihydromyrcénol	1
Chypre Fleuressence	5
Gamma Decalactone 10%	3
Aldéhyde C-14 Gamma Undecalactone 10%	1
Cétone de Framboise	0.1
Hélional	3
Huile de Sauge Sclarée	1.5
Isoraldeine® 95	1
Iris Fleuressence	1
Hédione® HC	15
Accord de Jasmin	2.2
Linalool	7.3
Muguet Fleuressence	6.9
Gardénia	0.2
Accord de rose	4.1
Poivre Rose	0.4
Indole 10%	0.1

Éthyl-maltol	2.5
Éthylvanilline 10%	3
Vanilline 10%	2.5
Coumarine 10%	0.5
Accord Boisé	11
Accord de Musc	15
®Calone 1951	0.2

Parfums de tabac

Des parfums doux, chaleureux et empreints de mystère, convenant tant aux hommes qu'aux femmes. La fragrance du tabac évolue progressivement avec des notes terreuses et végétales sèches, ainsi que des nuances de miel et de caramel. Elle peut être aisément intégrée à tous types de fragrances comme le bois, le patchouli, le vétiver, les fruits, les parfums gourmands et le cacao, ainsi qu'avec des notes animales. Elle se marie parfaitement avec des notes florales riches, des épices, de l'ambre, du musc, et aussi avec des fruits, du caramel, du maltol et de la vanille, ajoutant une touche de beauté à toutes les familles olfactives.

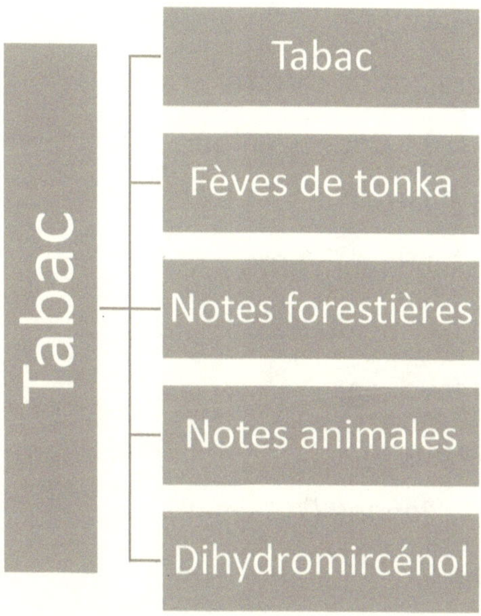

Tabac 10

Application : bases spécialisées pour la cosmétique, les parfums et les arômes,

Louis Appel, 1982, Novox, Inc. p. 328.

Huile de graines de céleri 1%	40
Huile de sauge sclarée de France	30
Para-diméthyl hydroquinone	40
Huile d'ylang-ylang	10
Absolu de jasmin	10
Huile de graines de carotte	10
Aldéhyde C-11 Undecylénique 10%	20
Résine de civette	10
Absolu de labdanum 50%	20
Résine de baume du Pérou	40
Résine de fève tonka	25
Méthyl iso eugénol	25
α-isométhyl ionone (70% min.)	125
Héliotropine	40
Remplaçant de musc ambrette	20

Cétone de musc	40
Vanilline	5
Jasmin 50	130
Ambrène 50	120
Mile 10	20
Fleur d'oranger 50	20
Rose 50	120
Ophira 50	80
Total	1000

Décrire certains des matériaux utilisés dans la conception

Composé	Numéro CAS	Description de l'Odeur
Floralozone	67634-15-5	Odeur puissante, propre, verte, rafraîchissante, évoque la brise de l'océan, améliore l'intensité des .parfums
Ambroxan/Ambrofix	6790	Odeur ambrée boisée forte, terreuse, sucrée, musquée .avec une touche animale
Salicylate d'éthyle	118	Fragrance de baume, florale, verte, sucrée, similaire à la .salicylate d'éthyle

Composé	Numéro CAS	Description de l'Odeur
Aldéhyde C-11 Undecylénique	112-45-8	Odeur puissante, cireuse, acidulée, florale, augmente l'intensité du parfum, donne .de l'éclat
Aldéhyde C-12 Laurique Dodecanal	112-54-9	Aldéhyde classique utilisé largement dans tous les .types de parfums
Aldéhyde C-14 Gamma Undécalactone	104-67-6	Aldéhyde avec une note de pêche, crémeux, lactonique, .fort
Aldéhyde C-18 Gamma Nonalactone	104-61-0	Aldéhyde avec une odeur de noix de coco, riche, coumarine, crémeux, lactonique fort, utilisé largement dans .les parfums
Allyl Heptanoate	142-19-8	Odeur douce de fruits sucrés comme l'ananas et la .banane
E)-alphad-) amascone	24720-09-0	Odeur de rose, de fruits, d'abricot, de menthe avec une note de prune, très .puissante et distinctive
Alpha Isométhyl Ionone	127-51-5	Odeur florale, poudrée, boisée, utilisée dans de nombreux parfums, violette, .boisée, cuirée, orientale
Alpha-ionone	127-41-5	Odeur boisée florale de violette similaire aux racines .de l'iris
Alpha-terpinéol	98-55-5	Composant boisé principal pour les parfums de fougère.

Composé	Numéro CAS	Description de l'Odeur
Ambermax	929625-08-1	Odeur ambrée avec une .note de bois de cèdre
Ambrain	8016-0	Labdanum, doux, balsa-.mique, herbacé
Ambrettolide	7779-50-2	L'un des meilleurs fixatifs, augmente la puissance des parfums, musqué floral, .doux et plaisant de lactone
Salicylate d'amyle	2050-08-0	Odeur florale douce de jasmin, épices, légèrement herbacée avec une note de jasmin et de gardénia et .musc romain
Aldéhyde Anisique	123-11-5	Odeur douce d'anis, florale, poudrée, vanillée, boisée, .coumarine
Bacdanol	28219-60-5	Odeur de bois de santal na-.turel mais plus puissant
Acétate de Benzyle	140-11-4	Composant majeur dans les parfums de jasmin et de gardénia, utilisé dans de nombreux autres types de parfums floraux avec une .proportion moindre
Salicylate de Ben-zyle	118-58-1	Excellent stabilisant avec un arôme doux, floral, épicé, balsamique et phénolique
Calone	28940-11-6	Odeur d'ozone et marine avec des notes florales, utilisée pour les parfums .aquatiques

Cashmeran	33704-61-9	Odeur musquée, chaude, .florale, fruitée, riche
Cedramber	19870-84-7	Odeur ambrée de cachalot avec des notes sèches et .riches de bois
Cetalox® (Firmen-(ich	3738-00-9	Odeur ambrée de cachalot, douce, musquée, ajoutant richesse et profondeur, stabilité pour tous types de .parfums
Alcool cinnamique	104-55-2	Odeur douce de cannelle, .vanille
Aldéhyde cin-namique	104-55-2	Aldéhyde très fort avec une odeur de cannelle douce, .d'amande
Salicylate de cis-3-Hexènyle	65405-77-8	Odeur rafraîchissante .d'herbe verte et de baume
cis-3-Hexèn-1-ol	928-96-1	Odeur forte, verte, fraîche, sucrée, boisée, herbe cou-.pée et feuilles vertes
Acétate de cis-hex-3-ènyle	3681-71-8	Odeur verte, piquante, frui-tée, verte, douce, comme la .banane verte
™Clearwood	0084238-39-1	Odeur légère propre de .patchouli
Coumarin	91-64-5	Odeur de tonka, d'amande .ou de foin
Aldéhyde Cyclamen	91-64-5	Odeur marine, fraîche, her-.bacée, non lavande
Dihydromyrcénol	18479-58-8	Odeur fraîche herbacée, lavande, avec des notes .d'agrumes

Edenolide	478695-70-4	Odeur musquée complexe avec des notes boisées, chaudes, crémeuses d'ambre, une nuance florale et fruitée.

Éthyl Linalol	10339-55-6	Caractère floral, frais, bergamote, utilisé dans un large éventail de parfums floraux.
Éthyl-maltol	4940-11-8	Odeur de barbe à papa, caramel, confiture de mûres et de fraises.
Éthylvanilline	121-32-4	Odeur douce de vanille et caramel.
Brassylate d'Ethylène	105-95-3	Musc macrocyclique, à longue durée et bon fixateur. Se mélange bien avec différents types de musc.
Eugenol	97-53-0	Odeur chaude, boisée, sèche, plus puissante que l'odeur de clou de girofle.
Evernyl	77-83-8	Odeur d'algues et de bois, phénolique, terreux et bon fixateur.
Firsantol	104864-90-6	Odeur très forte et naturelle de bois de santal, excellente stabilité.
Fixateur 505	-	Excellent fixateur avec des notes boisées, sucrées, animales, musquées, sèches, ambrées.

Floralozone	67634-15-5	Odeur d'air forte, propre, verte, rappelant la brise de .l'océan
(Florol® (Firmenich	63500-71-0	Odeur de fleurs fraîches et douces, naturelle, rap-pelant le muguet. Peut donner un éclat élégant aux parfums floraux sans .changer leur caractère
Galaxolide 50	1222-05-5	C'est un musc à long terme, .puissant et doux
Gamma Decalac-tone	706-14-9	Aldéhyde avec une odeur grasse et douce, de noix de .coco et de vanille
Géosmine	23333-91-1	Odeur de terre fraîche .après la pluie sur le sol sec
Géraniol	106-24-1	Odeur florale et fruitée, verte, utilisé dans tous les types de parfums, en particulier avec la rose et .d'autres fleurs
Habanolide	111879-80-2	Musc macrocyclique avec une odeur chaleureuse et élégante, légèrement boisée. Allie puissance et .stabilité
Hédione® (Firmen-(ich	24851-98-7	Note florale élégante et transparente de jasmin avec une fraîcheur d'agru-mes, ajoutant douceur, luxe et puissance à une large gamme de parfums, un .ingrédient essentiel

HÉDIONE® HC ٧-٩٨-٢٤٨٥١	24851-98-7	Notes florales puissantes et uniques rappelant les fleurs de magnolia, renforcent le parfum avec une bien plus grande puissance que .l'Hédione classique
(Hélional (IFF	1205-17-0	Odeur ozonique verte et .florale
Salicylate d'hexyle	6259-76-3	Odeur d'orchidée verte, .herbacée
Hydroxycitronellal	107-75-5	Odeur de muguet, possède une haute stabilité et révèle la puissance après le .mélange
Cinnamate d'isoamyle	7779-65-9	Baume à l'odeur de can-.nelle, fruitée, épicée
IsoButyl Quinoléine	93-19-6	Utilisé dans les compositions chypre, cuir et bois, très puissant et durable, peut être utilisé dans tous .les types de parfums
(Iso E Super (IFF	54464-57-2	Odeur attrayante, boisée, ambrée, sèche, avec des notes de vétiver et de .patchouli
Salicylate d'isoamyle	87-20-3	Odeur florale d'orchidée et d'herbes, avec une note .boisée
Isoeugénol	97-54-1	Odeur sucrée et épicée de clou de girofle, avec des .notes boisées et florales

Acétate d’Isoeugenyl	93-29-8	Floral, poudré, épicé, avec des notes de clou de girofle .doux
®Isoraldéine	1335-46-2	Odeur violette, douce, souvent utilisée dans les parfums floraux, boisés, .épicés et ambrés
(Karanal (Givaudan	117933-89-8	Note boisée sèche, puis-sante et lumineuse avec .des nuances d’ambre
(Kephalis (Givaudan	36306-03-7	Odeur boisée riche, chaude, ambrée, avec des .accents de tabac
Lilial	80-54-6	Odeur de muguet aqua-.tique vert
Acétate de Linalyle	115-95-7	Odeur lumineuse et fraîche de linalol, avec des notes florales, citronnées et ber-.gamote
(Magnolan (Symrise	27606-09-3	Odeur florale comprenant des notes de magnolia, de pivoine, de muguet, se mélangeant bien avec des .composants boisés secs
Melonal	106-72-9	Odeur marine fruitée de melon et de concombre, utilisée dans les parfums marins et les compositions .florales et fruitées
Méthyl Anthranilate	134-20-3	Odeur sucrée et fruitée de raisin, orange et fleur .d’oranger

(Triplal® (IFF	68228-23-5	Odeur d'herbe verte forte avec des notes de zestes de .citron et de bergamote
Vanilline	121-33-5	Odeur distinctive de .vanille
Acétate de Verdyle	5413-60-5	Odeur boisée de pin, se mélangeant avec des notes .florales vertes
Acétate de Vétivery-le	117-85-5	Odeur boisée avec des notes de pin et de fleurs .vertes
Z11 10 MIP/Amber-(ketal (Givaudan	57345-19-4	Odeur sucrée, boisée et sèche, avec des notes de .vétiver et de santal

Poids des matières parfumées

De nombreuses personnes recourent à l'utilisation de gouttes pour doser les huiles parfumées, cependant, cette méthode manque de précision. La mesure correcte est celle par poids, pour plusieurs raisons, notamment :

Les gouttes varient en taille en fonction de la viscosité et de la densité de la substance. Elles varient également en fonction de la taille de la pipette ou du compte-gouttes utilisé.

Par exemple, les huiles volatiles telles que certaines huiles d'agrumes nécessitent de 30 à 20 gouttes pour équivaloir à 1 millilitre, tandis que des substances plus lourdes, comme le vétiver et le bois de santal, nécessitent de 50 à 40 gouttes en raison de leur densité et de leur viscosité plus importantes.

Conversion des gouttes d'échantillon en grammes :

Placer une bouteille sur la balance sensible, puis mesurer chaque substance individuellement en remettant à zéro la balance à chaque fois.

En gramme, le nombre de gouttes pour chaque matière est le suivant :

Jasmin : 14 points = 0.39 g

Santal : 19 points = 0.65 g

Lavande : 13 points = 0.33 g

Bois de cèdre : 9 points = 0.26 g

Musc : 11 points = 0.33 g

Rose : 19 points = 0.54 g

Épices : 5 points = 0.14 g

Agrumes : 10 points = 0.29 g

Total des grammes = 2.28 grammes

Pourcentage de la substance dans le mélange

Mesurer le poids de la substance dans le mélange, puis diviser du poids total du mélange et multiplier le résultat par 100, nous donne le pourcentage de la substance dans le mélange.

Poids de la matière divisé par le poids total du mélange (* 100) :

Jasmin : 0.39 ÷ 2.93 * 100 = 13.31%

Santal : 0.65 ÷ 2.93 * 100 = 22.20%

Lavande : 0.33 ÷ 2.93 * 100 = 11.30%

Bois de cèdre : 0.26 ÷ 2.93 * 100 = 8.90%

Musc : 0.33 ÷ 2.93 * 100 = 11.30%

Rose : 0.54 ÷ 2.93 * 100 = 18.40%

Épices : 0.14 ÷ 2.93 * 100 = 4.80%

Agrumes : 0.29 ÷ 2.93 * 100 = 9.90%

Accord

L'accord est un mélange de deux ou plus de deux matières, naturelles ou synthétiques, visant à produire une odeur différente et équilibrée, où aucune odeur ne domine l'autre. Chaque matière est en harmonie avec l'autre, et le mélange est homogène de sorte qu'il est difficile de détecter un élément unique.

La manière la plus simple de commencer à composer un accord consiste à utiliser des matières appartenant à la même famille olfactive, telles que les agrumes. Tous les composants acides se mélangent bien, ayant tous le même niveau d'évaporation. En mélangeant trois matières d'agrumes ayant des niveaux d'évaporation similaires, comme la bergamote, le pamplemousse, l'orange amère, la mandarine et le citron, toutes ces composantes s'uniront harmonieusement de manière verticale, créant ainsi un accord pour la note de tête.

• Les accords représentent l'un des secrets les plus importants des parfums, et parfois, ils sont un élément essentiel dans la conception, permettant de transformer le parfum en une œuvre d'art.

• Un accord unique peut être réutilisé comme base dans différentes compositions. En ajoutant une ou deux matières en tête ou en cœur, l'accord change complètement, offrant une odeur totalement différente.

• Certains parfums contiennent un accord pour la base, un accord pour le cœur et un pour la tête, tandis que d›autres ont un seul accord pour la base, le reste étant composé de matières individuelles.

• En raison des accords dans le parfum, les dispositifs modernes de détection tels que la chromatographie en phase gazeuse couplée à la spectrométrie de masse (GC-MS) ne peuvent identifier que plus de 95 % des composants chimiques des parfums. Lorsque le nombre d'accords augmente, le pourcentage diminue.

Types d’accords

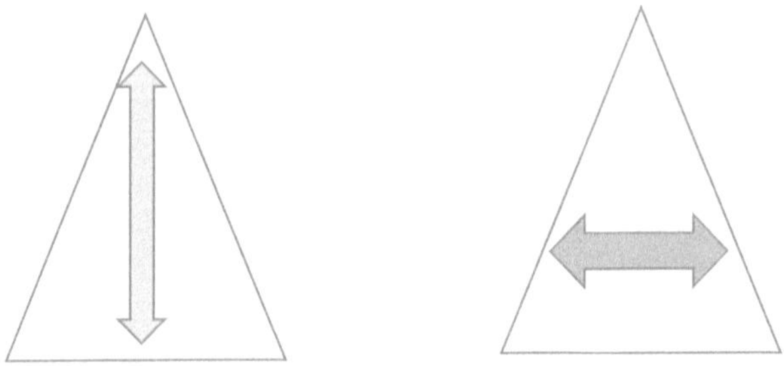

Vertical

Horizontal

Le parfum classique linéaire est construit sur la base des senteurs, visant à lier les composants du parfum. L’accord horizontal est créé avec deux substances ou plus ayant le même niveau d'évaporation.

Il est construit sur la base du temps d'évaporation des odeurs dans le parfum, contenant des matières à évaporation rapide et des matières fondamentales telles que la note de tête, la note de cœur et la note de fond, mélangées de manière harmonieuse.

Méthode de détection des substances non cohérentes dans l’accord :

On commence par identifier les composants essentiels de l’accord, puis on procède à sa reconstitution plusieurs fois. À chaque itération, une substance est exclue jusqu’à ce que l’effet indésirable de l’accord disparaisse. Il est ensuite possible de remplacer cette substance par une autre.

Méthode de création d'un accord :

Utiliser cinq petits récipients et les nommer A, B, C, D, et E ou 1, 2, 3, 4, 5.

Si l'on décide de créer un accord centré sur l'encens et le labdanum, où le labdanum est le composant prédominant, cinq expériences différentes seront menées.

En cas d'incertitude sur les proportions, il est nécessaire d'effectuer une expérience en utilisant 10 parties dans le premier récipient.

Dans ce cas, ajouter 9 parties de labdanum et 1 partie d'encens.

Puis procéder à un mélange constitué de 8 parties de labdanum et 2 parties d'encens, et ainsi de suite jusqu'au cinquième récipient avec 5 parties de labdanum et 5 parties d'encens. Dans chaque récipient, la proportion de labdanum à l'encens sera différente. Il faut évaluer lequel des mélanges est plus cohérent en trempant des bandelettes odorantes dans chacun d'eux. Il n'y a pas de réponse correcte ou incorrecte ici, la décision se fait en fonction de la préférence.

Sub-stance	Récipient 1	Récipient 2	Récipient 3	Récipient 4	Récipient 5
Labda-num	9	8	7	6	5
Encens	1	2	3	4	5

Les étapes suivantes consistent à donner un nom à l'accord, comme par exemple « Mélange numéro 1 » pour l'accord de labdanum et d'encens.

L'objectif est d'ajouter une nouvelle substance à l'accord, telle que le benjoin, en suivant la même méthode. Par exemple, il est possible de choisir d'utiliser 7 parties du « Mélange numéro 1 » et 3 parties de benjoin.

Sub-stance	Récipient 1	Récipient 2	Récipient 3	Récipient 4	Récipient 5
Mélange N•1	9	8	7	6	5
Benjoin	1	2	3	4	5

Si l'ajout d'une quatrième substance est souhaité, ce mélange est appelé « Mélange 2 », il s'agit simplement de répéter le même processus. Cependant, il est important de noter que cette méthode peut prendre beaucoup de temps.

Exemples de certains accords

Accord mer	(100g)	Numéro CAS

Accord mer	(100g)	Numéro CAS
Calone	8	28940-6-11
Helional	89	-0 1205-17
Melonal	2	-9 106-72
Floralozone	1	67634-15-5

Accord musc	(100g)	Numéro CAS
		-
Galaxolide	50	1222-05-5
Fixolide	50	15323-35-0
Ambrettolide	4	7779-50-2
Cashmeran	2	33704-61-9

Accord ambre	(100g)	Numéro CAS
		-
Ambroxan	62.5	6790-58-5
Z11 MIP	31.25	57345-19-4
Ambrain	6.25	8016-26-0

Accord bois	(100g)	Numéro CAS
		-
Sylvamber	85	54464-57-2
Vertofix Coeur	8	32388-55-9
Huile de patchouli	4	8014-3-9
Huile de Vétiver Haïti	3	8016-96-4

Accord odeur verte	(100g)	Numéro CAS
		-

Accord odeur verte	(100g)	Numéro CAS
Acétate de cis-3-Hexènyle	77	3681-71-8
Cis-3-Hexèn-1-ol	15	928-86-1
Huile de galbanum	8	8023-91-4

Accord agrumes	(100g)	Numéro CAS
		-
Aldéhyde C10 (Déca-(nal	4	112-31-2
Aldéhyde C9 ((Nonanal	1	124-19-6
Huile essentielle d'orange douce	22	8008-57-9
Oxyde de calcium	2	73018-51-6
D-Limonène	72	5989-27-5

Accord fruits	(g 100)	Numéro CAS
		-
Gamma-Décalactone	25	706-14-9
Acétoacétate d'éthyle	6	141-97-9
Allyl amyl glycolate	13	67634-00-8
Malonate de diéthyle	13	105-53-3
Verdoux	38	88-41-5

Tableau pour l'accord du musc :

Accord musc	(100g)	Numéro CAS
		-
Exaltolide	20	106-02-5
Ambrettolide	6	7779-50-2

Accord musc	(100g)	Numéro CAS
Tonalide	14	1506-02-1
MUSCONE	16	541-91-3
GALAXOLIDE	44	1222-05-5

Accord fougère	(100g)	Numéro CAS
		-
Mousse de chêne Fleuressence	29	SKU 6YH09092
Bergamote	29	68648-33-9
Huile de Patchouli	14	8014-3-9
Huile de mandarine	14.3	8016-85-1
Huile de citron vert distillée	8.6	8008-26-2
Huile essentielle de sapin	5.7	8021-28-1

Bases de parfum

Elles doivent avoir une odeur naturelle ou une nouvelle fragrance qui n'existe pas dans la réalité. Les parfums naturels sont souvent des mélanges de matières synthétiques qui ont l'odeur de matières naturelles, obtenues grâce à l'utilisation de produits chimiques. La méthode consiste à fabriquer l'odeur d'une substance en utilisant des molécules présentes dans la nature. Par exemple, l'odeur de la rose est composée de géraniol, de citronellol et d'oxyde de rose.

Objectif de la création des bases :

- Faciliter l'utilisation des matières ayant une odeur très prononcée.
- Réduire les odeurs dérangeantes de certaines matières.
- Produire des matières coûteuses, telles que la rose de Taïf, la rose bulgare absolue et le jasmin absolu.
- Produire des matières rares ou difficiles à obtenir de la nature.
- Améliorer les propriétés des matières naturelles en termes de stabilité ou de diffusion.
- Les bases de parfum, comme les accords, font partie de la composition du parfum et ne constituent pas un parfum complet en soi.

Les bases peuvent être utilisées plusieurs fois dans différents parfums. Il existe différents types de bases avec des notes individuelles telles que la rose, le jasmin, la fleur d'oranger, les bases ambrées, ou encore les bases fruitées. Elles sont utilisées dans l'industrie de la parfumerie, soit en petites quantités, parfois jusqu'à la moitié du parfum, soit pour structurer la composition du parfum, ou simplement pour ajouter une note.

Les bases peuvent être simples comme un accord à deux ou trois composants, ou complexes comme un parfum. De nombreuses bases sont des matières premières simples d'une catégorie, comme une note de tête ou de cœur, qui sont ensuite mélangées avec d'autres matières simples de tête. Une base doit posséder une caractéristique distinctive, car elle constitue la structure fondamentale, c'est-à-dire un élément parmi les composants du parfum. Elle doit également servir à l'objectif lors de son incorporation dans le parfum, que ce soit comme base ou modificateur.

Les bases aident également à apporter de la complexité au parfum, rendant le parfum difficile à reproduire. Les bases peuvent servir de structure fondamentale au parfum ou apporter une note particulière au parfum, comme une note verte ou fruitée. Il existe plusieurs bases captives brevetées spécifiquement pour une entreprise et qui ne sont pas disponibles sur le marché comme les autres matières.

Exemples de bases captives dont certaines ont été libérées

Moxalone qui a été utilisé dans le parfum Calvin Klein CK Be (1996).

Hédione qui a été utilisé dans le parfum Eau Sauvage de Dior (1966).

Dynascone a été utilisé dans le parfum Cool Water de Davidoff (1988).

Exemples de bases florales, dont beaucoup étaient déjà utilisées en parfumerie.

Exemples de bases pour le bois d'oud :

Certaines bases sont créées pour reproduire l'odeur d'une substance naturelle qui ne peut pas être extraite naturellement, comme l'odeur du muguet. Elles sont utilisées sous forme de base dans les parfums, par exemple - Ambréine, Mellis et Grojsma.

De plus, certaines substances réussies sont en réalité des bases en soi.

Par exemple, une qualité améliorée de l'Iso E Super appelée « Timbersilk », peut contenir environ 0,07% d'Ambre extrême, ce qui en fait une « base ».

Phéromones

Les phéromones sont des substances chimiques composées de molécules organiques, un type de protéines inodores, émises dans l'air par les animaux pendant la saison de reproduction pour attirer l'autre sexe, ainsi que pour avertir des dangers ou signaler la présence de nourriture dans un endroit donné.

Types de phéromones :

Androsténol : Une phéromone sexuelle sécrétée par certaines espèces de sangliers. Son odeur ressemble à celle du musc et de petites quantités en sont sécrétées dans la sueur humaine. Elle a un impact sur les sentiments romantiques, procurant une sensation de vitalité, d'énergie et de jeunesse.

Androstérone : Cette phéromone est associée aux hormones masculines. Elle procure une sensation de virilité, de domination, de force et d'autres caractéristiques liées aux hommes. Chez les femmes, elle a un impact positif sur l'humeur.

Androstadiénone : Présente dans la sueur masculine, elle renforce son attractivité et influe sur l›humeur. Elle active les zones du cerveau liées à la perception sociale et a d›autres effets.

Copulines : Les copulines sont des phéromones sécrétées dans le vagin pendant l'ovulation. Dès qu'un homme sent l'odeur des copulines, ses niveaux de testostérone augmentent de 150 %. Cette augmentation peut provoquer des sentiments d'excitation chez les hommes.

Estratraenol : Hormone féminine liée aux œstrogènes, elle a un effet de régulation de l'humeur chez les hommes.

Effet des phéromones sur l'être humain

L'impact des phéromones sur les humains n'est pas étayé par des preuves concluantes. Les phéromones jouent un rôle puissant dans la vie des créatures non humaines un iquement.

Certains experts prétendent que les produits chimiques naturellement produits peuvent renforcer l'attraction sexuelle d'une personne par le biais de l'odeur, tandis que d'autres pensent que les phéromones humaines sont pratiquement inexistantes.

Des études ont montré que les animaux peuvent détecter les phéromones à l'aide de quelque chose appelé VNO (organe voméronasal), présent dans leur nez, qui les transmet à la partie comportementale du cerveau, où elles sont détectées, fonctionnant comme une sorte de sixième sens pour eux.

Bien que les humains disposent également d'un organe voméronasal (VNO), les scientifiques n'ont pas prouvé l'existence de phéromones chez les humains, de plus, il n'existe pas de méthode confirmée pour les extraire.

Certains produits de parfumerie de luxe peuvent contenir des ingrédients d'origine animale tels que l'ambre et le musc, offrant une sensation agréable. Cependant, il est important de ne pas confondre ces ingrédients avec une réponse phéromonale, car il n'a pas été prouvé que les phéromones ont un impact direct sur le comportement humain. De plus, les phéromones ne semblent fonctionner que chez certaines personnes, à certains moments, en raison de l'effet placebo des phéromones.

Sur le plan scientifique, les humains sont beaucoup plus complexes que les insectes, les bactéries et les levures, et ils sont capables de communiquer sans l'aide d'odeurs.

Il existe différents types de phéromones dans l'industrie des parfums, comprenant l'Androsténol, l'Androstérone, l›Androstadiénone, l›Estratraenol et les Copulines.

Les substances naturelles contiennent-elles des phéromones ?

Comme on le sait, les matières naturelles ont un impact sur les émotions, elles ont également des bienfaits pour la santé et jouent plusieurs rôles, notamment en apaisant le système nerveux. Elles aident également à ressentir le confort et le bonheur, et ont un effet sur les émotions et le romantisme.

Exemples de ces matières :

Les matières stimulant les émotions romantiques : Amyris, Sauge sclarée, Jasmin, Fleur d'oranger, Patchouli, Rose, Bois de rose, Bois de santal, Vétiver, Ylang-ylang.

Anxiété : Bergamote, Camomille, Sauge sclarée, Cyprès, Encens, Géranium, Genévrier, Lavande, Mandarine, Marjolaine, Mélisse, Fleur d'oranger, Petit-grain, Rose, Ylang-Ylang.

Fatigue nerveuse : Basilic, Sauge sclarée, Clou de girofle, Géranium, Pamplemousse, Lavande, Mandarine, Romarin, Arbre à thé, Thym, Ylang-Ylang.

Insomnie : Bergamote, Camomille, Mandarine.

Parfums linéaires

Les parfums linéaires, également appelés parfums homogènes, ont émergé dans les années 90. Des quantités importantes de matières synthétiques sont utilisées pour leur fabrication, ils se distinguent par leur longévité, leur faible impact, servant de base pour prolonger la stabilité de l'odeur sur la peau pendant une période plus longue, et dont la hauteur atteint jusqu'à 80%.

L'accord George Jassmann, composé de matières telles que le Galaxolide, le Méthyl Ionone, l'ISO E Super et l'Hédione, a une influence relativement élevée en tant que personnalité principale des parfums, étant utilisé à hauteur de 20%.

Les parfums linéaires ont une évaporation lente avec des proportions similaires, et leur odeur ne change pas comme dans les parfums traditionnels aux structures en pyramide.

Ces matières peuvent constituer la majeure partie de la composition du parfum. Non seulement elles sont présentes dans le parfum, mais elles formeront également la majeure partie des différentes bases, associées à des matières ou des accords à fort impact.

La partie délicate consiste à créer l'accord du cœur ou

le thème du parfum et ses accessoires, qui représentent environ 20% de la composition du parfum.

Dans cette partie, vous aurez besoin d'une sélection de matières à fort impact telles que les fruits, la vanille, les fleurs, les odeurs marines, etc., en fonction du type de parfum et de sa famille olfactive. Le parfum peut être floral, linéaire, oriental ou aquatique.

Les parfums aquatiques utilisent des matières telles que le Melonal, la Calonne et la Floralozone.

Exemples de quelques parfums linéaires :

•Trésor : parfum ambré floral pour femmes.

• L'eau d'Issey d'Issey Miyake : parfum floral aquatique pour femmes.

• Giorgio Beverly Hills : parfum floral pour femmes.

• White Linen : parfum floral aldéhydé pour femmes.

•Terre d'Hermès Eau Très Fraîche: parfum boisé aromatique pour hommes.

• Prada Amber Pour Homme : parfum fougère ambré pour hommes.

• Tom Ford Tobacco Vanille : parfum ambré-épicé pour hommes et femmes.

• Pi Givenchy : parfum ambré boisé pour hommes.

Nom de la substance	80
Galaxolide	21
ISO E Super	18
Y-Méthyl Ionone	18
Hédione	6

Nom de la substance	80
Hédione	15
ISO E Super	15
Galaxolide	31
Alpha-Isométhyl Ionone	15
(Ambroxan (10%	3

Il peut être transformé en une fragrance aquatique en réduisant l'ionone et en ajoutant du linalol, du Dihydromyrcénol, et beaucoup d'agrumes. On peut également le transformer en parfum oriental avec des notes de rose et d'ambre, etc. Il existe de nombreuses idées pour ce type d'accord polyvalent.

Stephen Dowthwaite

Stephen Dowthwaite, le designer mondial et fondateur de Perfumers World, a inventé une méthode unique pour décrire les odeurs et classer les matières selon les ABC. C'est l'une des méthodes les plus fiables pour décrire et classer les odeurs.

Il a également inventé la méthode de l'effet relatif des matières (échelle de force), qui représente le taux d'impact de l'odeur sur le nez par rapport au linalol. Il a réussi à équilibrer entre le pouvoir de diffusion et la stabilité des parfums en utilisant cet effet relatif et en évaluant la longévité de l'odeur.

Durée de vie de l'odeur :

La durée de vie de la substance : combien de temps ou combien d'heures la substance dure-t-elle sur les bandelettes de test olfactif ?

Chaque substance a une durée de vie qui varie en fonction de la durée de liaison des molécules dans la substance et des composés qui la constituent.

La durée de vie de la substance ou sa période de stabilité sur les bandelettes de test olfactif est déterminée en plaçant une goutte de la substance jusqu'à ce que son odeur devienne faible. Il est bien connu que les résultats de ce type de test dépendent largement de la température ambiante, de l'humidité et de l'air.

Comment cela se fait-il ?

Les bandelettes olfactives sont fixées dans un support pour tester l'odeur ou une pince en papier. Préparez un tableau pour enregistrer les résultats des tests et les observations qui surviennent sur la substance ainsi que les changements dans l'odeur et sa force.

Les bandelettes olfactives sont évaluées à intervalles réguliers, puis les résultats finaux sont enregistrés en tant que fraction d›heures, sans minutes, par exemple, 1,5 heure.

L'odeur de la substance est sentie, son caractère principal est noté, le processus est répété après 15 minutes pour observer quelconques changements.

L'odeur des bandelettes est sentie au cours de la première heure toutes les demi-heures, puis chaque heure, le délai sera augmenté avec le temps. La différence d'odeur sera importante dans les premières heures par rapport aux heures ultérieures.

Lorsqu'il s'agit de substances telles que le bois de santal, le musc et l'ambre, il peut être nécessaire de vérifier une fois par jour (ou une fois par semaine). Lorsque l'odeur perd sa distinction, le résultat final est enregistré en jours ou en fraction d'heures.

Les bandelettes de test olfactives sont utilisées pour tester les parfums (en remplaçant l'application sur la peau), cependant, l'odeur sur le papier diffère légèrement de celle sur la peau, bien qu'elle soit pratique à utiliser. Elles sont disponibles en longueurs d'environ 10 cm, parfois plus longues, d'environ 13 à 15 cm de longueur et 1 cm de largeur. La bandelette est plongée dans les bouteilles de parfum du côté étroit pour faciliter l'entrée dans le col des bouteilles et réduire la consommation de parfum. Le papier utilisé doit être absorbant et ne doit pas être altéré avec des agents de blanchiment ou des colorants qui pourraient influencer négativement le parfum. Le poids typique du papier est de 180 grammes. Il est préférable d'utiliser des bandelettes fines pour pouvoir sentir rapidement les différentes odeurs qui se manifestent en plusieurs étapes. Cependant, les bandelettes de test disponibles en magasin sont plus épaisses pour conserver l'odeur plus longtemps, elles sont également plus larges et ont différentes formes. En général, le parfum est pulvérisé sur la partie la plus large de la feuille. De plus, il existe un support pour les feuilles de test qui facilite le processus de dégustation olfactive sans souiller les surfaces ou altérer l'odeur en à cause de la présence d'une autre substance. Il est recommandé de plier légèrement l'extrémité de la feuille pour éviter tout contact avec une autre matière. Il est également possible d'écrire les noms et les notes sur les feuilles.

Impact relatif

Lorsque vous sentez une substance, deux choses seront immédiatement perceptibles : l'impact de la substance et l'intensité de cet effet. Cependant, la rapidité avec laquelle cet impact est ressenti est également importante.

La puissance est en réalité un mélange d'impact et de la durée de vie. Par exemple, prenons deux substances comme l'orange amère, la bergamote ou la mandarine et comparons-les à l'huile de citron vert. Elles ont toutes deux les mêmes composants supérieurs, toutes deux sont des huiles d'agrumes, et toutes deux ont une durée de vie relativement courte sur les bandelettes de test olfactives. Cependant, lorsqu'elles sont comparées, il est évident laquelle a l'impact relatif le plus important. Lorsque vous sentez l'odeur de la mandarine et du citron vert, le citron vert a un impact beaucoup plus fort que la mandarine.

Cela signifie que si vous mélangez les deux substances ensemble, vous aurez besoin d'une quantité moindre de citron vert pour ne pas dominer l'odeur de la mandarine.

L'impact relatif est une mesure de la puissance, c'est-à-dire le rapport de l'impact de l'odeur sur le nez par rapport à la substance de référence, le linalol.

Le choix du Linalool synthétique comme substance de référence a plusieurs raisons :

- Il est facilement disponible et constitue l'une des matières premières les plus couramment utilisées dans les parfums et les arômes.

-La qualité du linaloollors de son achat auprès des principaux fournisseurs ne diffère pas.

-Il possède un nombre relatif moyen qui est de 100.

Méthode de mesure de l'impact relatif des substances:

-Déposer une goutte de linaloolsur des bandelettes odorantes.

-Ensuite, déposer une goutte de la substance de comparaison sur la deuxième bandelette.

- Les deux bandelettes sont immédiatement comparées après l'absorption de la substance.

L'odeur la plus marquée est d'abord notée. Ensuite, des gouttes de l'odeur la moins prononcée sont progressivement ajoutées jusqu'à atteindre un point d'équilibre. Le nombre de gouttes nécessaire, que ce soit trois, quatre ou cinq, est alors calculé.

Exemple : On attribue au Linaloolune valeur de 100, et la valeur relative des substances de comparaison est estimée par le nez de la personne. Si l'odeur de la substance de comparaison est trois fois plus faible que le linalol, alors le linaloola une équivalence de 3 gouttes par rapport à votre substance.

Le linaloolest donc trois fois plus fort que cette dernière.

L'équation serait : (3 ÷ 100 = 33,3)

L'impact relatif de l'autre substance serait alors de 33,3.

Par contre, si 5 gouttes de linalooléquivalent à une goutte de l'autre substance, alors l'autre substance est cinq fois plus forte que le linalol.

L'équation serait : (5 × 100 = 500).

L'impact relatif de la substance serait donc de 500.

Conception de l'accord en utilisant l'impact relatif des substances

La conception de l'accord en utilisant l'impact relatif des substances dépend de la connaissance de l'impact relatif des substances utilisées, soit en utilisant le sens de l'odorat comme mentionné précédemment, ce qui nécessite de l'expérience et de la formation, soit en étant fournie par l'entreprise qui vend les matières parfumées.

L'impact relatif du mélange = Total de l'impact relatif de toutes les substances.

La quantité = Total de l'impact relatif du mélange / Impact relatif de chaque substance.

Le pourcentage de la substance dans le mélange = (Quantité de chaque substance / Total de la quantité) * 100.

Exemple (pour illustration) :

Au début, nous choisissons les matières premières pour concevoir le parfum et créons un tableau. Nous écrivons les matières premières dans l'ordre et notons à côté d'elles l'impact relatif de chaque matière première. Ensuite, nous effectuons la somme de la première colonne.

Nom de la substance	**Impact relatif de chaque substance**
Linalol	100
Bergamote	25
ISO E Super	25
Geranium	300
Violette	500
Hédione	25
Aldéhyde	300
Somme de l'impact relative de toutes les substances	1275

Maintenant, calculons la quantité nécessaire pour chaque substance :

(Quantité de la substance = Total de l'impact relatif / Son impact relatif).

Nom de la substance	Impact relatif de chaque substance		(Quantité en (g
Linalol	100	=(100\1275)	12.8
Bergamote	25	=(25\1275)	51
ISO E Super	25	=(25\1275)	51
Geranium	300	=(300\1275)	4.3
Violette	500	=(500\1275)	2.5
Hédione	25	=(25\1275)	51
Aldéhyde	300	=(300\1275)	4.3
Somme	1275		
			176.8

Le pourcentage de la substance dans le mélange = (Quantité de chaque substance / Quantité totale) * 100.

Nom de la substance	Impact relatif de chaque substance		Quantité en ((g		Pourcentage de la substance dans le mélange
Linalol	100	=(100\1275)	12.8	100*(176.8\12.8)	7.2

Nom de la substance	Impact relatif de chaque substance		Quantité en ((g		Pourcentage de la substance dans le mélange
Bergamote	25	=(25\1275)	51	100*(176.8\51)	28.8
ISO E Super	25	=(25\1275)	51	100*(176.8\51)	28.8
Geranium	300	=(300\1275)	4.3	100*(176.8\4.3)	2.4
Violette	500	=(500\1275)	2.5	100*(176.8\2.5)	1.4
Hédione	25	=(25\1275)	51	100*(176.8\51)	28.8
Aldéhyde	300	=(300\1275)	4.3	100*(176.8\4.3)	2.4
Somme	1275				
			176.8		100

Conception selon la fonction

Il existe de nombreuses approches différentes dans la création de parfums, car chaque créateur apprend à adapter son style à son environnement, à la disponibilité des matières premières, à son expérience, à son domaine d'intérêt, etc.

La conception des parfums selon de la fonction

implique que chaque élément dans le parfum a une ou plusieurs fonctions spécifiques au sein de la composition odorante. Par exemple, cela peut consister à conférer la note principale au parfum, comme les molécules de jasmin pour créer un parfum de jasmin.

Ou pour ajuster le parfum, la diffusion, ou un certain caractère, ou la profondeur, ou l'arrière-plan, ou le mélange entre les notes, ou pour fixer les ingrédients et les notes. On remarque que les pourcentages ne sont pas fixes et dépendent de la décision du concepteur, de son goût et de l'objectif de la conception. L'augmentation des concentrations peut modifier le thème du parfum, mais avec une influence relative faible, affaiblissant ainsi la capacité de diffusion. De plus, les fixateurs doivent établir un équilibre entre les composants du parfum.

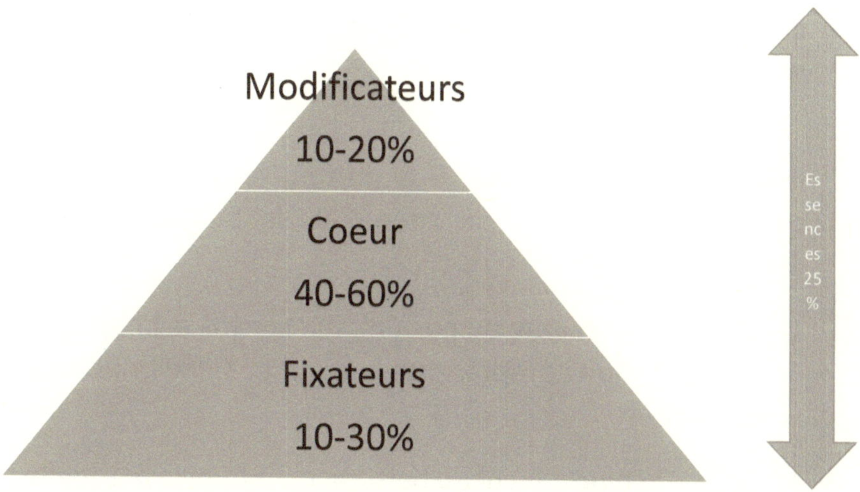

Thème du parfum

Le thème d'un parfum est la caractéristique principale ou fondamentale du parfum, et en parler ne fait pas nécessairement référence aux composants du cœur du parfum.

Le thème d'un parfum peut être inspiré par une variété de composants, qu'il s'agisse d'une sensation, d'un souvenir, d'une image, d'une vue ou même d'un lieu spécifique, ou un parfum existant.

Par exemple, si l'idée est de créer un parfum oriental, le thème du parfum serait constitué des composants orientaux. Dans ce cas, vous rassemblerez tous les ingrédients qui reflètent ce style oriental, tels que la vanille, le baume, les bois et les épices.

Si le parfum est de type fougère, il reposera sur la lavande et la coumarine. Si le parfum est chypré, il sera composé de mousse de chêne et de bergamote, par exemple.

1) Identifier le thème du parfum, qui constitue la base de la conception et représente le cœur et l'idée principale du parfum.

2) Définir le type olfactif du parfum, ou la famille à laquelle il appartient, tel que le floral frais, le floral poudré, le

boisé rafraîchissant, l'ambre boisé, etc

3) Déterminer l'orientation, qu'elle soit orientale ou occidentale.

4) L'objectif de la conception, la cible visée, la tranche d'âge, s'il s'agit d'un parfum pour hommes ou pour femmes, s'il est destiné à être porté le matin ou le soir, et s'il est conçu pour l'été ou l'hiver.

5) Il existe une relation entre les parfums et les traits de personnalité de l'individu. Chaque personnalité a des parfums qui lui conviennent, et ce qui convient à une personnalité ne convient pas nécessairement à une autre. Les parfums pour une personnalité romantique diffèrent de ceux adaptés à une personnalité timide ou forte.

6) En ce qui concerne le climat (hiver - été), les parfums d'été sont des fragrances légères et rafraîchissantes, avec des notes d'herbe verte ou l'odeur de l'air du matin. Ils peuvent avoir des notes acides, vertes ou aquatiques, se caractérisant par leur fraîcheur ou des notes fruitées.

7) Les parfums d'hiver sont généralement des parfums chauds et boisés.

Le thème du parfum est défini comme un accord ou la combinaison de plusieurs matières dans une proportion allant jusqu'à 40-60 %. Après avoir défini le thème du parfum, les notes et les ingrédients qui expriment l'idée principale du parfum sont choisis. Il est possible de déposer des gouttes des composants sur du papier à parfum, aérer les bandelettes, et inhaler l'odeur pour aider à identifier les composants à utiliser dans le parfum.

Modificateurs

Les modificateurs sont définis comme des matières émettant une odeur différente du thème. Ils ajoutent du style, de la personnalité, de la nature, de la fraîcheur ou la capacité de diffusion au parfum. Les modificateurs modifient les matières du thème du parfum, avec une odeur relative supérieure à 100.

Étant donné que les modificateurs ont un impact relativement élevé, il est recommandé de les ajouter goutte à goutte jusqu›à ce que l›effet souhaité soit atteint.

Il est essentiel de sentir chaque substance ajoutée avant de passer au prochain modificateur. Il faut faire attention à ne pas augmenter excessivement la quantité des modificateurs, car ils pourraient devenir le thème central du parfum. Il faut prendre des notes à chaque étape.

L'odeur de la mer ou des océans, associée aux agrumes et aux fleurs, produit un parfum floral rafraîchissant.

Les modificateurs sont souvent constitués d'agrumes et d'aldéhydes de fruits. Il peut également y avoir plusieurs modificateurs dans le parfum, tels que les agrumes, les fruits ou les aldéhydes, pour créer un parfum floral. Voici quelques exemples de modificateurs.

Frais

• Menthol, Huile d'eucalyptus, Huile de citron, Citral, cis-3-Hexèn-1-ol

Propre

• Aldéhyde C11 Undecylénique, Lilial, Acétate de phényléthyle

Vert

• cis-3-Hexèn-1-ol, Melonal, Helional, Aldéhyde de cyclamen

Sportif

• Dihydromyrcénol, Menthe poivrée, Menthe verte, Citron vert, Aiguille de pin, Eucalyptus

Note florale herbacée

Sauge sclarée

Note terreuse

Galbanum

Épicé

Eugénol, Huile de clou de girofle, acétate d'isoeugénol, Huile de laurier, Cardamome.

ALDÉHYDE	Modificateur offrant une note d'agrumes, huileuse, et une note de rose cireuse, ainsi qu'une note herbacée huileuse, rose, pêche, fraise, miel, produits laitiers, et l'ajout d'une note florale et fruitée selon la .note aldéhyde utilisée
ÉTHYLVANILLIN, HÉLIOTROPINE, LACTONE D›ÉRABLE CÉTONE DE FRAMBOISE TONKA VANILLINE	Modificateurs pour une note de .vanille douce et florale
Camphre, MENTHE, EUCALYPTUS, CARVONE, MENTHONE MENTHE POIVRÉE, MENTHE VERTE	Modificateurs pour la note de tête, apportant de la fraîcheur et une odeur herbacée de men-.the
ANÉTHOL, ALDÉHYDE D'ANIS, ALCOOL CINNAMIQUE ACÉTATE DE CINNAMYLE, CLOU DE GIROFLE, FEUILLE DE DE GIROFLE HUILE DE CORIANDRE, ESTRAGOLE, POIVRE NOIR, HUILE DE BASILIC TROPICAL HUILE DE THYM BLANC, THYMOL	Modificateurs aromatiques épicés, des épices phénoliques chaudes, des notes chaudes de fleurs légères et des herbes .épicées

AMBROXAN / CETALOX, ISO-BUTYLE QUINOLINE	Modificateur ajoutant une note .animale ou de cuir
TÉTRAHYDRO MUGUOL, MAYOL (MEIJIFF IFF) HYDROXYCITRONELLAL-	Modificateur lys de la vallée, lys léger, notes florales légères
BORNÉOL, HUILE DE CADE, ,HUILE DE GRAINE DE CELERI KEPHALIS, LITSÉE CITRONNÉE, HUILE DE PATCHOULI, BOIS DE ROSE, IONONE	Modificateur de camphre boisé froid, bois fumé, herbes boisées chaudes, boisées terreuses, agrumes boisés, note boisée terreuse, notes florales boisées, .iris boisé

AMYL ALLYL GLYCOLATE, HUILE DE CHAMPACA, ACÉTATE D'HEXYLE

Mélange de fruits verts, fruité, pomme verte

HUILE DE LAVANDIN, HUILE DE CITRONNELLE

Modificateur lavande, camphré, herbes rafraîchissantes, citron vert acide, fleurs fraîches et sucrées, bois rafraîchissant de bergamote.

TERPINENE, ACÉTATE DE LINALYL, LINALOL, HUILE DE CITRON VERT DISTILLÉE, GAMMA- DIMETOL, CITRONELLAL, CITRAL, GAMMA TERPINÈNE, Orange, NEROLIN YARA YARA, NEROLIN BROMELIA

Modificateur pin acide, agrumes forts, notes florales

chimiques acides, pin acide, narcotique, écorce d'orange.

RHODINOL, ACÉTATE DE NERYL, Géranium, FLOROL, OXYDE DE DIPHÉNYL, ACÉTATE DE PHÉNYLÉTHYLE, CITRONNELLE

Modificateur métallique, aiguille de berger rose, fleurs d'agrumes frais, rose fraîche, modificateur d'agrumes, fleurs d'agrumes fraîches.

CIS-3-HEXENOL, TRIPLAL, STEMONE, BUTANOATE D'HEXYLE, Lilial, HUILE DE GALBANUM, HEXENOL

Modificateur de feuilles vertes foncées, fruits verts lourds, notes florales vertes fortes, herbes vertes feuillues.

YLANG YLANG, BENZOATE DE MÉTHYLE, ANTHRANILATE DE MÉTHYLE

Modificateur de fruits narcotiques, accord floral blanc fruité.

IsoButyl Quinoléine, INDOL, ISO E SUPER, CEDRAMBER, CASTORÉUM, ACIDE PHÉNYLACÉTIQUE, LABDANUM

Modificateur de phénol animal, boisé animal, musqué animal, notes florales sucrées animales lourdes, fougères animales, cuir animal, baume animale.

RESINE DE MYRRHE, OLIBAN, OCIMÈNE, RÉSINE DE STYRAX, OPOPONAX

Modificateur de baume d'oliban, agrumes pinacées.

Épices balsamiques florales, vanille balsamique sucrée.

Modificateur d'agrumes balsamiques.

Mélangeurs

Une vaste gamme d'ingrédients qui contribuent à fusionner les couches du parfum, avec des propriétés influençant les notes de tête, de cœur et de fond pour rendre le mélange harmonieux et cohérent. En général, les mélangeurs ont un impact relatif de 100 ou moins. Parmi les matières les plus utilisées figurent les hédiones, le linalol, ainsi que divers types de fleurs et de musc.

Exemple : Le parfum comprend des notes de menthe et d'orange, deux fragrances contradictoires, afin de lier ces odeurs et de les rendre harmonieuses, nous ajoutons du linalol. Le linalol, en raison de ses arômes rafraîchissants, se marie bien avec les agrumes, les notes vertes ou herbacées, ainsi qu'avec un fond floral et boisé. Il agit comme un pont entre les notes.

Par exemple, la lavande a une note rafraîchissante qui s'accorde bien avec des ingrédients acides, verts ou herbacés. Elle possède également un arrière-plan floral et boisé, agissant ainsi comme un lien entre les composants supérieurs rafraîchissants et le cœur floral de nombreuses fragrances.

Les ingrédients des mélangeurs sont des outils

de liaison, se mélangeant et rafraîchissant tout en partageant certaines caractéristiques de base et certaines caractéristiques des modificateurs. Par exemple, l'alcool phényléthylique (Phenyl Ethyl Alcohol) a une odeur de rose, mais avec des notes vertes et phénoliques. Son impact relatif est faible, et sa longévité olfactive est élevée. Il est souvent utilisé comme liant pour les parfums de rose.

On utilise un mélangeur pour mélanger plus que deux substances, et certains mélangeurs peuvent même servir de composants essentiels dans la composition d'un parfum. Il est possible d'incorporer divers mélangeurs dans le parfum, en ajoutant chaque substance de manière méticuleuse, goutte par goutte, jusqu'à obtenir le résultat souhaité.

Ambre

Son odeur est vanillée, musquée, balsamique, utilisée à hauteur de 40% en tant que mélangeur pour parfums orientaux.

Acétate de benzyle

Son odeur florale fruitée a une senteur puissante mais subtile de fleurs douces, fraîches et fruitées légères, rappelant le jasmin, le gardénia. Composant principal du jasmin, du gardénia, de la tubéreuse, du lys, de la violette et l'ylang-ylang. Il est utilisé à hauteur de 30%.

Huile de Cèdre de Virginie

Odeur boisée, balsamique, rafraîchissante, utilisé comme mélangeur pour parfums boisés, fougères, chypres, lavande, et orientaux, à hauteur de 20%.

Bois de Rose

Alternative à l'huile de bois de rose : excellent mélangeur pour tous types de fleurs.

Benzoate de benzyle

Utilisé comme fixateur, mélangeur, solvant et modificateur pour les types de parfums orientaux, tubéreuse, ylang-ylang, lys, gardénia et fruits.

Brassylate d'ethylène

Son odeur est poudrée, sucrée, florale, mélangeur pour tous types de parfums, ainsi que fixateur.

Galaxolide

Il s'agit d'un musc floral et sucré, caractérisé par une odeur de propreté intense et polyvalente avec une excellente tenue, utilisé comme mélangeur et fixateur dans les parfums.

Iso E Super

Odeur boisée, résineuse d'ambre et d'oliban qui se marie bien avec les parfums boisés, oud et agrumes, ajoutant une aura et une profondeur au parfum, lui conférant diffusion et stabilité. Il est utilisé à hauteur de 20%.

Linalol

Odeur fraîche, boisée, sucrée, agrumes, utilisée dans les parfums floraux et orientaux, à hauteur de 12%.

HÉDIONE

Odeur fraîche, de jasmin, sucrée, propre, c'est un fixateur et mélangeur adapté à de nombreuses fleurs comme le jasmin, le magnolia, le muguet et la tubéreuse.

Vertofix Cœur

Odeur chaude de bois précieux et de musc et d'ambre, il est utilisé comme mélangeur dans les parfums ambrés, boisés, lavande, fougères et chyprés.

Benzoate de cis-3-Hexènyle

Odeur verte, herbacée et boisée qui se mélange bien avec le styrax, la rose, l'orchidée, la coumarine et l'ylang-ylang.

Huile de bois de Gaïac

Odeur boisée de rose avec des notes de poivre, parfum fumé riche et résineux. Il est utilisé comme mélangeur pour les parfums floraux, boisés, ambrés et fruités.

Bergamote

Mélangeur de parfums d'agrumes et de fleurs.

Base et Fixateurs

La base est le fondement du parfum, elle est utilisée pour le fixer, et contient généralement plusieurs résines, des notes boisées et de l'ambre.

Elle joue un rôle essentiel dans la réparation de l'odeur du parfum, lui conférant profondeur, essence et stabilité. Les fixateurs ont généralement une longue durée de vie.

Les fixateurs aident le parfum à rester plus longtemps sur la peau. Les substances composées principalement d'alcool ont tendance à s'évaporer plus rapidement, c'est pourquoi nous ajoutons d'autres substances pour fixer l'odeur et réduire le taux d'évaporation de l'alcool.

Les fixateurs sont généralement constitués d'éléments de base, mais restent présents tout au long de la vie du parfum.

Ils ajoutent de la profondeur au mélange, transformant une odeur plate et bidimensionnelle en un parfum tridimensionnel.

Si une quantité trop importante de fixateurs est ajoutée au mélange, cela influence le taux d'évaporation des substances dans le parfum, le rendant moins volatil et dépourvu de vivacité.

Les substances les plus couramment utilisées sont les fixateurs naturels tels que le benjoin, le labdanum, la myrrhe, l'oliban, le styrax et le baume de Tolu.

Exemples de fixateurs

Substance	Numéro CAS	Pourcentage d'utilisation	Âge de la substance	Description
Ambroxan	6790-58-5	1%	400	Odeur ambrée boisée puissante, sucrée, animale
Ambermax	929625-08-1	15%	400	Odeur ambrée, animale, terreuse, musquée, douce, boisée
Absolu de benjoin de Siam	9000-72-0	10%	+400	Odeur balsamique, de vanille et d'ambre

Salicylate de benzyle	118-58-1	7.8%	384	Fixateur pour les fleurs, doux et floral, épicé, balsamique et légèrement phénolique
Castoréum Givco 116	-	3%	400	Odeur chaude, cuirée, animale avec le castoréum
Terpène de bois de cèdre	68608-32-2	10%	400	Boisé, balsamique, sucré
Acétate de cédryle	1405-92-1	20%	400	Odeur de bois de cèdre, balsamique, cuirée avec une note terreuse

Cosmone	259854-70-1	5%	400	Musqué, doux, chaud, riche, poudré, ambré, animal .fort
Salicylate d'héxyle	25485-88-5	6%	400	Balsamique, doux, floral. Base idéale pour les parfums floraux chauds
Ebanol	67801-20-1	5%	400	Odeur riche et puissante de bois de santal
Éthylvanilline	121-32-4	8%	400	Vanille, caramel, crémeux
Galaxolide	1222-05-5	10%	400	Musqué, floral, doux, odeur de propreté, excellente stabilité

Hercolyn D	8050-15-5	20%	400	Boisé, ambré, léger, équilibre et adoucit le parfum
Javanol	198404-98-7	2%	400	Bois de Santal, puissant
Lemonile	61792-11-8	5%	400	Odeur de citron, de citron vert
Phénoxanol	55066-48-3	5%	400	Odeur florale et verte

Exemple d'un parfum floral et fruité

Les composants comprennent : de la pêche, des aldéhydes de, de la fleur d'oranger, du citron, de la bergamote et de la mandarine.

Le cœur du parfum est composé de tubéreuse, de jasmin, de muguet, de rose et de lys.

Les fixateurs incluent le musc, la fève tonka, le benjoin, les bois, l'ambre et la vanille.

40% - Thème du parfum

(10) Rose

(10) Muguet

(11) Jasmin

(5) Tubéreuse

(4) Alpha Isométhyl Ionone

11.9% Modificateurs

(2.7) Huile essentielle de lavande 40/42

(6) Acétate de linalyle

(0.8) Orange douce

(0.6) Aldéhyde C14%10

(0.2) Acétate d’héxyle

(0.2) Isobutyrate d’héxyle

(0.1) Eucalyptus Citronné

(1.3) Huile essentielle de citron

22.59% - Mélangeurs

(10) Hédione

(1) Hélional

(2) Acétate de terpényle

(9) Salicylate de benzyle

26.3% - Fixateurs

(1.5) Éthylvanilline 10%

(10) Galaxolide 50

(1) Cétone musquée 10%

(7) Exaltolide

(1.85) Bois de Santal

(3) Ambre Fleuressence

(1) Absolu de mousse de chêne 10%

(1) Coumarine 10%

Note : les chiffres sont en grammes

Cette composition est conçue à des fins éducatives et non de production, visant à enseigner la sélection des matériaux et le dosage des proportions.

Conception de Test et parfums flanker :

Le terme « flanker » est utilisé dans le monde des parfums pour décrire les nouveaux parfums déclinés de parfums précédents et qui partagent certaines de leurs caractéristiques fondamentales.

La formule du parfum d'origine peut être modifiée en ajoutant de nouveaux ingrédients ou en modifiant certaines de ses composantes pour produire de nouveaux parfums portant le nom du parfum précédent, mais avec des améliorations et des ajustements.

Il existe également des flankers saisonniers, qui sont des versions nouvelles, mais correspondant à des saisons spécifiques telles que l'été.

En fin de compte, on peut dire que les flankers offrent aux entreprises l'opportunité de capitaliser sur la popularité et l'attrait des parfums précédents et de répondre aux besoins et préférences des clients qui sont attirés par ces parfums originaux et souhaitent expérimenter de nouvelles versions modifiées.

Et en fin de compte, on peut dire que les flankers offrent aux entreprises l'opportunité d'exploiter la popularité et l'attrait des parfums précédents tout en répondant aux besoins et préférences des clients qui sont attirés par ces parfums originaux et souhaitent expérimenter de nouvelles versions modifiées.

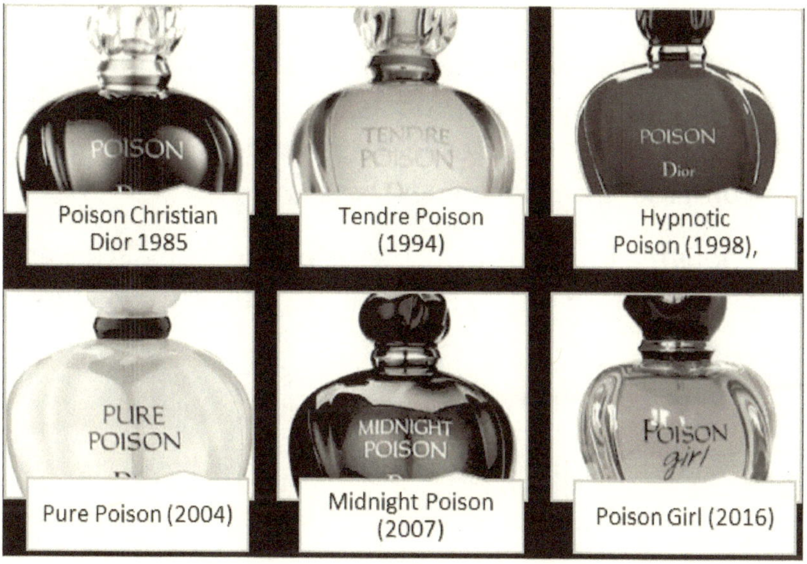
POISON
Poison Christian Dior 1985
TENDRE POISON
Tendre Poison (1994)
POISON
Dior
Hypnotic Poison (1998),
PURE POISON
Pure Poison (2004)
MIDNIGHT POISON
Midnight Poison (2007)
POISON girl
Poison Girl (2016)

Utilisez vos sens dans la conception de votre parfum

Il existe plusieurs méthodes pour concevoir des parfums, l'une d'entre elles est le système de cartographie mentale développé par Tony Buzan : choisir un sujet, un lieu, une personne, un paysage ou tout autre sujet que la personne peut imaginer en détail.

Il exprime ensuite ce qu'il voit à travers les odeurs,

lesquelles varient d'une personne à l'autre en fonction de leur expérience individuelle, de leur environnement de vie et de leurs souvenirs personnels. Ces perceptions ne sont pas constantes, de sorte que chaque individu a des perceptions et des imaginations qui diffèrent des autres. Voici quelques exemples illustrant la relation entre les éléments visuels et les odeurs, dont certaines ont été élaborées sur la base d'expériences et des tests effectués sur un groupe de personnes varié.

Nous réalisons une carte mentale de tout dessin devant nous et transformons les formes et les couleurs en odeurs :

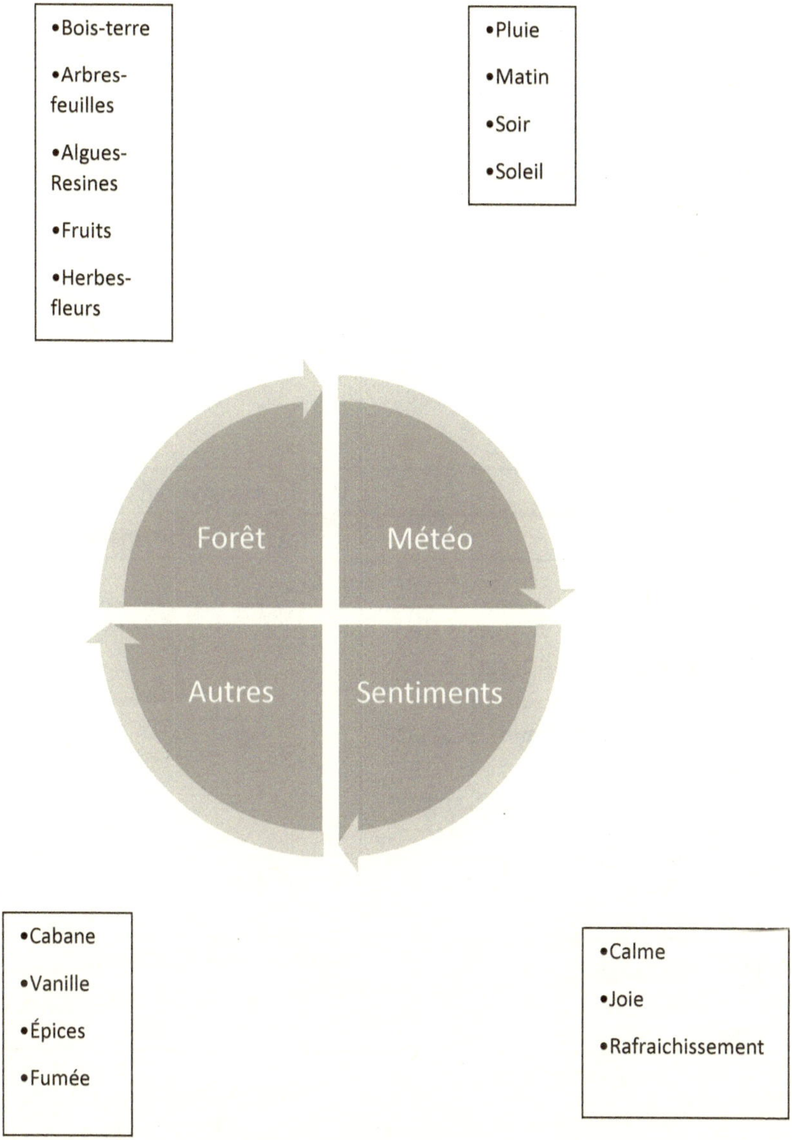
•Bois-terre
•Arbres-feuilles
•Algues-Resines
•Fruits
•Herbes-fleurs
•Pluie
•Matin
•Soir
•Soleil
Forêt
Météo
Autres
Sentiments
•Cabane
•Vanille
•Épices
•Fumée
•Calme
•Joie
•Rafraichissement

Matière Suggérée	**Éléments de la Photo**
Camphre ,Bornéol, Eucalyptus, Thymol, Estragon, Thym Blanc	Froideur
Bois de Gaïac, Timbersilk, Cè dre	Arbres
Géosmine, Patchouli, Vétiver Palisandin	Terre humide
Evernyl, Mousse d'arbres ,absolue Veramoss	Arbres près de l'eau
Iris	Vieille maison abandonnée
Linalol	Rafraîchissant, sentiments
Agrumes	soleil
Bois de Landes, Aiguilles de Pin, Naturel (Robertet), Sapin baumier, Cyprès, Conifères, Acétate d'Isobornyle, Acétate de Terpényle, Baie de Genévrier, Maté, Lavande, Sauge .Sclarée, Romarin	herbes
Galbanum, Cis-3 Hexenol, Feuilles de violette	Note verte
Cétone Ethyl Amyl, Aldéhyde C18, Mangue, Ananas, Banane	Fruits

Salicylate d'Amyle, Salicylate d'Hexyle, Salicylate de Butyle, Oxyde de diphényle, Salicylate de Méthyle, Salicylate de Benzyle, salicylate d'amyle, Jasmin, Tubéreuse, Ylang-ylang, Frangipanier, Tiaré, Mimosa, .Gardénia, Magnolia	Fleurs
Vanille/coumarine	Vanille
Isoeugénol, Anis Doux, Graines de Carvi, Feuilles de girofle, Eugénol	Épices
Elémi, Résinoïde d'Opoponax, Myrrhe, Résinoïde de Labda-.num	Résines

On commence par déterminer la famille olfactive, puis on choisit les matières appropriées. Ensuite, on crée des accords pour chaque composant ou groupe de matières qui composent le parfum. Les matières qui ne conviennent pas à l'odeur visée sont exclues.

Certaines matières peuvent être ajoutées pour ajuster le parfum.

Dans ce type de conception, chacun choisit les éléments en fonction de sa vision personnelle ou de l'objectif de la conception, en tenant compte du type de produit utilisé pour le parfum. Bien sûr, la fragrance finale variera d'une personne à l'autre. Les éléments et les matières dans le tableau sont des suggestions, et une ou plusieurs matières peuvent être utilisées.

Certaines substances qui se marient bien ensemble

Ambrette, Bois de Boudha, Cardamome, Champaca, Rose, Costus, Nagarmotha , Cyprès, Labdanum, Rose, Lys, Gingembre, Myrrhe, Bois de Santal, Safran, Tubéreuse, Rose tubéreuse, Lotus, Jasmin, Poivre rose, Patchouli, .(Spikenard (Jatamansi	Agarwood
Orange douce, Bergamote, Poivre noir, Sauge sclarée, Cèdre, Eucalyptus, Coriandre, Cyprès, Musc, Gingembre, Pamplemousse, Jasmin, Lavande, Citron, Citron vert, Armoise, Encens, Orange, Basilic, Rose, Sauge, Bois de Santal, Arbre à thé, Mandarine, Ylang-.Ylang	Basilic
Bergamote, Poivre noir, Cardamome, Cannelle, Sauge sclarée, Girofle, Cyprès, Encens, Musc et Gingembre, Pamplemousse rose, Jasmin, Citron, Fleur d'oranger, Noix de muscade, Orange douce, Palmarosa, Petit-grain, Pin, Bois de Santal, Mandarine, Vétiver, Ylang-Ylang	Coriandre

Ambrette, Bergamote, Camomille, Sauge sclarée, Encens, Galbanum, Bois de Gaïac, Baie de genévrier, Lavande, Citron, Mandarine, Marjolaine, Néroli, Opoponax, Mousse de chêne, Fleur d'Oranger, Orange, Racines d'iris, Palmarosa, Patchouli, Rose Bulgare, Bois de Rose, Bois de Santal, Fève Tonka, .Vétiver	Racine d'Angélique
Racines d'Angélique, Poivre Noir, Buda, Cardamome, Benzoin, Champaca, Nagarmotha, Encens, Galbanum, Lotus, Opoponax, Patchouli, Santal, Vétiver, .Ylang-Ylang	Benjoin
Feuille de Laurier, Basilic, Poivre Noir, Cardamome, Graines de Carotte, Bois de Cèdre, Cannelle, Citronnelle, Sauge sclarée, Clou de Girofle, Coriandre, Cyprès, Frangipanier, Encens, Musc, Pamplemousse, Jasmin, Lavande, Herbe de Citron, Citron vert, Marjolaine, Orange Douce, Palmarosa, Patchouli, Menthe, Romarin, Rose Marocaine, Bois de San-.tal, Arbre à Thé, Ylang-Ylang	Bergamote

Basilic, Bergamote, Clou de Girofle, Coriandre, Camphre, Fenouil, Géranium, Gingembre, Pamplemousse, Genévrier, Citron, Herbe de Citron, Citron Vert, Mandarine, Myrrhe, Orange, Noix de Muscade, Patchouli, Palmarosa, Rose, .Sauge, Jatamansi, Arbre à Thé	Poivre Noir
Coriandre, Galbanum, Encens, Bois de .Santal, Mandarine, Vétiver	Huile de bois de rose
Bergamote, Orange, Sauge sclarée, Cos-.tus, Bois de Santal	Boronia
Bergamote, Clou de Girofle, Géranium, Lavande, Thym, Poivre Noir, Bergamote, Bois de Cèdre, Cannelle, Coriandre, Élémi, Aiguille de pin, Encens, Orange Douce, Rose Bulgare, Patchouli, Gingembre, Pamplemousse, Jasmin, Herbe de Citron, Citron Vert, Labdanum, Bois .de Santal, Ylang-Ylang	Cardamome
Bergamote, Bois de Cèdre, Cardamome, Cassie, Cannelle, Fenouil, Encens, Géranium, Citron vert, Orange Douce, .Orange, Romarin	Graines de carotte

Bergamote, Jasmin, Néroli, Genévrier, Cardamome, Cassie, Camomille, Sauge sclarée, Costus, Cyprès, Camphre, Encens, Géranium, Gingembre, Pamplemousse, Labdanum, Lavande, Estragon, Mimosa, Orange, Palmarosa, Patchouli, Graine, Romarin, Bois de Rose, Bois de .Santal, Vétiver, Ylang-Ylang	Bois de Cèdre
Bergamote, Bois de Cèdre, Géranium, Lavande, Citron, Orange, Menthe, Pin	Citronnelle
Mélisse, Lavande, Rose, Bois de Cèdre, Néroli, Musc, Bergamote, Sauge sclarée, Jasmin, Labdanum, Mousse de chêne, Camphre, Pamplemousse, Citron, Mandarine, Palmarosa, Patchouli, Rose Bulgare, Bois de Santal, Arbre à .thé, Ylang-Ylang	Camomille
Pamplemousse, Lavande, Citron vert, Mousse de chêne, Bois de Santal	Champaca
Lavande, Bois de Santal, Jasmin, Géranium, Cyprès, Orange, Cardamome, Labdanum, Bois de Cèdre	Sauge sclarée

Jasmin, Bois de santal, Bergamote, Néroli, Rose, Géranium, Basilic, Feuille de laurier, Bergamote, Poivre noir, Camomille, Sauge, Gingembre, Pamplemousse, Lavande, Citron, Citron vert, Mandarine, Noix de muscade, Orange, Palmarosa, Romarin, Vanille et Ylang-.ylang	Clou de girofle
Bergamote, Genévrier, Pin, Citron, Lavande, Orange, Poivre Noir, Cardamome, Cannelle, Citronnelle, Sauge sclarée, Clou De Girofle, Cyprès, Encens, Géranium, Gingembre, Pamplemousse, Jasmin, Néroli, Noi de Muscade, Palmarosa, Bois De Santal, Vétiver, Et Ylang-Ylang	Coriandre
Mélisse, Lavande, Citron, Pin, Thym, .Camomille	Cyprès
Cumin, Élémi, Menthe, Noix de mus-.cade, Épices, Agrumes	Aneth
Rose, Bois de Santal, Genévrier, Bois de Cèdre, Camomille, Cyprès, Géranium, Gingembre, Pamplemousse, Lavande, Citron, Marjolaine, Menthe, Pin, Basilic, .Thym	Eucalyptus

Bergamote, Poivre Noir, Cardamome, Cyprès, Aneth, Géranium, Gingembre, Pamplemousse, Lavande, Citron, Mandarine, Myrrhe, Marjolaine, Fleur d'Oranger, Orange, Pin, Rose, Romarin, .Bois de Santal, Ylang-Ylang	Fenouil commun
Agrumes, Labdanum, Genévrier, .Patchouli, Romarin, Mousse de chêne	Abies
Basilic, Bergamote, Poivre noir, Camphre, Bois de Cèdre, Cannelle, Coriandre, Cyprès, Géranium, Pamplemousse, Lavande, Citron, Mandarine, Mimosa, Myrrhe, Néroli, Orange, Palmarosa, Patchouli, Pin, Rose, Bois de santal, Vétiver, Ylang-ylang, et autres .épices	Encens
Basilic, Bergamote, Poivre Noir, Camomille, Clou de Girofle, Cyprès, Fenouil, Encens, Gingembre, Pamplemousse, Jasmin, Genévrier, Lavande, Citron, Citron vert, Mandarine, Néroli, Orange, Palmarosa, Patchouli, Menthe, Rose, .Romarin, Ylang-ylang	Géranium
Mandarine, Néroli, Noix de muscade, Orange, Palmarosa, Patchouli, Menthe, Rose, Romarin, Bois de rose, Bois de santal, Arbre à thé, Vétiver, Ylang-ylang	Gingembre

Basilic, Bergamote, Poivre Noir, Cardamome, Bois de Cèdre, Citronnelle, Clou de Girofle, Cyprès, Camphre, Fenouil, Encens, Géranium, Gingembre, Genévrier, Lavande, Citron, Citron vert, Mandarine, Néroli, Orange, Palmarosa, Patchouli, Menthe, Romarin, Bois de .Rose, Bois de Santal, Thym, Ylang-ylang	Pamplemousse
Anis, Camomille, Cannelle, Cyprès, Elémi, Fenouil, Encens, Géranium, Pamplemousse, Jasmin, Genévrier, Lavande, Myrrhe, Néroli, Orange douce, Mousse de chêne, Racines d'iris, Palmarosa, Rose, Bois de Santal, Vanille, Vétiver, .Ylang-ylang	Bois de Guaïac
Sauge, Camphre, Pamplemousse, Lavande, Citron, Romarin, Mandarine, Thym, Néroli, Bois de Santal, Rose, Bois .de Cèdre	Hysope
Géranium, Romarin, Marjolaine, Bergamote, Citronnelle, Sauge sclarée, Clou de Girofle, Gingembre, Pamplemousse, Orange, Patchouli, Rose Bulgare, Bois de Santal, Mandarine, Vanille, Vétiver, .Ylang-Ylang	Jasmin
Bois de Santal, Ylang-Ylang, et tous les ingrédients	Jasmin Sambac

Benjoin, labdanum, Mousse de chêne, Jasmin, Bois de santal, Bergamote, .Fleur d'oranger, Rose, Géranium	Genévrier
Bergamote, Sauge Sclarée, Baume du Pérou, Poivre noir, Cardamome, Bois de cèdre, Champaca, Cannelle, Géranium, Jasmin, Lotus, Lavande, Mousse de chêne, Myrrhe, Opoponax, Patchouli, Rose, Bois de santal, Tupperware, Va-.nille, Vétiver, Ylang -Ylang	Labdanum
Bergamote, Poivre noir, Bois de cèdre, Camomille, Sauge sclarée, Clous de girofle, Cyprès, Eucalyptus, Géranium, ,Pamplemousse, Genévrier, Labdanum Citron, Citronnelle, Mandarine, Marjo-laine, Mousse de chêne, Orange, Pal-marosa, Patchouli, Menthe, Pin, Roma-.rin, Arbre à thé, Thym, Vétiver	Lavande
Benjoin, Camomille, Citronnelle, Bois de cèdre, Camphre, Fenouil, Géranium, Gingembre, Pamplemousse, Lavande, Citron, Marjolaine, Orange, Palmarosa, Patchouli, Romarin, Ylang-ylang	Citron
Petit-grain, Muscade, Coriandre, Gal-banum, Encens, Poivre, Géranium, Pamplemousse, Lavande, Citron, Néroli, Noix de Muscade, Orange, Rose, Roma-rin, Fève tonka, Vanille, Vétiver, Ylang-.ylang	Litsée ci-tronnée

Basilic, Bergamote, Poivre noir, Bois de cèdre, Camomille, Cyprès, Camphre, Fenouil, Genévrier, Lavande, Citron, Citron vert, Mandarine, Noix de muscade, Orange, Menthe, Pin, Romarin, Arbre à .thé, Ylang-ylang	Marjolaine
Basilic, Poivre noir, Camomille, Cannelle, Sauge, Clou de girofle, Encens, Géranium, Pamplemousse, Jasmin, Genévrier, Citron, Myrrhe, Néroli, Noix de muscade, Palmarosa, Patchouli, Rose, .Bois de santal, Ylang-ylang	Mandarine
Bergamote, Camomille, Girofle, Cyprès, Eucalyptus, Camphre, Encens, Géranium, Gingembre, Pamplemousse, Jasmin, Genévrier, Lavande, Citron, Mimosa, Néroli, Palmarosa, Patchouli, Pin, Rose, Romarin, Bois de santal, Arbre à .thé, Vétiver, ylang -ylang	Myrrhe
Cyprès, Néroli, Géranium, Bois de Cèdre, Lavande, Citron, Marjolaine, Romarin, Thym	Myrte
Bergamote, Benjoin, Camomille, Sauge, Coriandre, Encens, Géranium, Gingembre, Pamplemousse, Jasmin, Genévrier, Lavande, Citron, Citron Vert, Mandarine, Myrrhe, Orange, Palmarosa, Rose, Bois de santal, Ylang-Ylang	Néroli

Feuille de laurier, Poivre noir, Sauge, Coriandre, Camphre, Géranium, Gingembre, Citron vert, Mandarine, Mousse de chêne, Orange, Baume du .Pérou, Romarin, ylang-ylang	Noix de muscade
Anis, Bergamote, Benjoin, Bois de cèdre, Champaca, Sauge sclarée, Frangipanier, Jasmin, Lavande, Citron, Citron vert, Néroli, Orange, Osmanthe, Palmarosa, Rose, Pin, Romarin, Tubéreuse, .Vanille, Feuille de violette, Ylang-ylang	Mousse de chêne
Feuille de laurier, Bergamote, Poivre noir, Cannelle, Sauge, Clous de girofle, Coriandre, Cyprès, Cannelle, Eucalyptus, Encens, Géranium, Gingembre, Pamplemousse, Jasmin, Genévrier, Lavande, Citron, Citron vert, Litsée citronnée, Marjolaine, Myrrhe, Néroli, Noix de muscade, Patchouli, Petit-grain, Rose, Bois de santal, Vétiver, Ylang-ylang	Orange douce
Feuille de laurier, Bergamote, Camphre, Bois de cèdre, Camomille, Citronnelle, Cyprès, Lavande, Citron, Citron vert, Litsée citronnée, Mandarine, Algues, Orange, Petit-grain, Pin, Romarin, La-.vande, Arbre à thé, Thym	Origan

Amyris, Feuille de laurier, Bergamote, Bois de cèdre, Camomille, Citronnelle, Sauge, Clou de girofle, Coriandre, Encens, Géranium, Gingembre, Pamplemousse, Bois de gaïac, Genévrier, Lavande, Citron, Citronnelle, Citron vert, Mandarine, Néroli, Mousse de chêne, Orange, Patchouli, Rose, Romarin, Bois .de rose, Bois de santal, Ylang-ylang	Palmarosa
Bergamote, Poivre noir, Bois de cèdre, Cannelle, Sauge, Clou de girofle, Encens, Géranium, Gingembre, Pamplemousse, Jasmin, Jasmin d'Arabie, Lavande, Citron, Agrumes, Labdanum, Orange, Palmarosa, Rose, Bois de santal, Mandarine, Vanille, Vétiver, Ylang-.ylang	Patchouli
Benjoin, Poivre noir, Bois de cèdre, Cyprès, Camphre, Géranium, Pamplemousse, Genévrier, Lavande, Citron, Citron vert, Marjolaine, Fleur d'oranger, Pin, Romarin, Thym, Arbre à thé, Men-.the	Menthe
Bois de cèdre, Clou de girofle, Eucalyptus, Aiguilles de pin, Lavande, Citron, Marjolaine, Orange, Romarin, Manda-.rine, Arbre à thé	Pin

Bergamote, Camomille romaine, Sauge sclarée, Géranium, Jasmin, Lavande, Citron, Mandarine, Mélisse, Néroli, Patchouli, Petit-grain, Bois de rose, Bois .de santal, Ylang-ylang et Vétiver	Rose Otto
Bergamote, Poivre noir, Basilic, Bois de cèdre, Cannelle, Sauge sclarée, Eucalyptus, Encens, Musc, Pamplemousse, Lavande, Citron, Citron vert, Marjolaine, .Menthe, Arbre à thé	Romarin
Basilic, Bergamote, Poivre noir, Cassie, Camomille, Sauge sclarée, Clou de girofle, Costus, Eucalyptus, Géranium, Pamplemousse, Fenouil, Encens, Jasmin, Labdanum, Lavande, Citron, Mandarine, Mimosa, Myrrhe, Néroli, Chêne, Orange, Patchouli, Pin, Menthe, Rose, Bois de rose, Tubéreuse, Vétiver, Vio.lette, Ylang-ylang	Bois de Santal
Basilic, Eucalyptus, Pamplemousse, Jas.min, Menthe, Romarin, Vétiver	Menthe
Racine d'angélique, Anis, Feuille de laurier, Bergamote, Camomille, Costus, Sauge sclarée, Galbanum, Labdanum, Lavande, Citron vert, Mousse de chêne, .Rose, Vanille	Estragon

Basilic, Bergamote, Poivre noir, Camomille, Sauge sclarée, Girofle, Cyprès, Camphre, Musc, Genévrier, Lavande, Citron, Marjolaine, Muscade, Mousse .de chêne, Thym Menthe, Pin, Romarin	Arbre à thé
Oud, Ambrette, Bergamote, Bois de Bouddha, Castoréum, Sauge sclarée, Bois de cèdre, Champaca, Costus, Nagarmotha, Jasmin, Labdanum, Lavande, Lotus, Petit-grain, Néroli, Osmante, Patchouli, Rose, Safran, Bois de .santal, Vétiver Spikenard , Ylang Ylang	Tabac
Poivre noir, Encens, Jasmin, Jasmin d'Arabie, Tubéreuse, Néroli, Rose, Feuille de violette, Vanille, Armoise, .Ylang-ylang	Tubéreuse
Bergamote, Cassie, Camomille, Sauge sclarée, Girofle, Costus, Camphre, Gingembre, Musc, Pamplemousse, Jasmin, Lavande, Citron, Mandarine, Mimosa, Fleur d'oranger, Opoponax, Orange, Palmarosa, Patchouli, Baume du Pérou, Petit-grain, Rose, Bois de rose, Bois de .santal, tubéreuse, vétiver	Ylang-ylang

Vieillissement du parfum

Après la conception du parfum et son mélange sans ajouter d'éthanol, il est laissé dans des flacons de couleur brune pour mûrir pendant trois mois dans un endroit sombre à une température de 25 degrés Celsius. Bien que ce processus prenne un certain temps, il est nécessaire pour l'intégration du parfum et l'homogénéité de ses composants.

Le froid ralentit les processus chimiques nécessaires à la maturation du parfum. Ensuite, nous noterons que l'odeur change progressivement, et nous commencerons à sentir le parfum dans son ensemble, plutôt que comme un ensemble de matières. Nous remarquerons également que certaines notes supérieures s'adoucissent, et que les notes de cœur et de base sont plus distinctes. Si le parfum contient des matières naturelles, cela demandera plus de temps car il contient un grand nombre de particules, contrairement aux matières synthétiques.

Les notes acides légères représentent le premier changement dans le parfum. Leur fragrance s'adoucit à la suite de leur réaction avec les composants à évaporation lente, devenant ainsi plus persistantes.

L'interaction entre les aldéhydes cétoniques et les amines conduit à ce que l'on appelle la base de Schiff.

Les matières odorantes comprennent des aldéhydes, des lactones alcooliques, des esters, ainsi que des dérivés de terpène. Des liaisons sont formées entre elles, des réactions d'oxydation ou de polymérisation peuvent se produire. Lorsqu'elles sont mélangées ensemble, une réaction chimique importante a lieu, et tous les résultats de réactions chimiques ne sont pas toujours souhaités. Souvent, après la maturation, l'odeur peut changer de manière significative. Parfois, les ingrédients ou les pourcentages utilisés dans le parfum sont également remplacés.

Un processus chimique continu se produit, suivi de l'atteinte de l'équilibre réel souhaité. Ensuite, la maturation se produit, et toutes les composantes du parfum fusionnent.

Il n'est pas nécessaire d'accélérer le processus de maturation. Il est préférable de laisser le parfum reposer et d'attendre que toutes ses parties atteignent l'équilibre.

-Après avoir dilué l'huile parfumée dans l'alcool, des antioxydants butylhydroxytoluène (BHT) sont ajoutés au parfum, ainsi que des filtres UV.

Ensuite, le parfum doit reposer pendant au moins un mois pour éliminer l'odeur forte de l'alcool. Ce processus est appelé « infusion ».

Une fois le mois écoulé, le mélange est refroidi, puis filtré à l'aide de filtres à papier pour éliminer les dépôts (qui se forment en raison de la concentration élevée de certaines matières naturelles).

-Après cela, le parfum est prêt à être mis en bouteille dans des flacons de parfum.

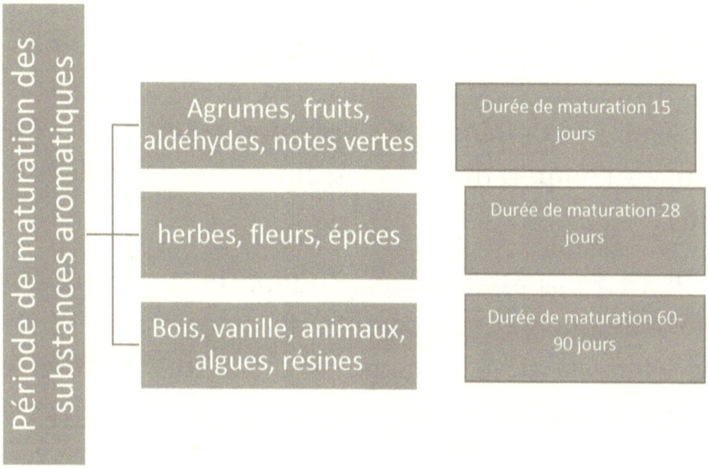

<u>Conseils et notes pour le créateur de parfums :</u>

Le créateur de parfums doit totalement mettre de côté ses préférences personnelles lors de la création. Les matières premières présentent des propriétés et des arômes variés, et le créateur doué est celui qui parvient à harmoniser ces éléments. Les matières contrastées peuvent se combiner et s'accorder grâce à la présence d'autres composants qui agissent comme des liens entre elles.

Il n'est pas essentiel que l'odeur de la matière utilisée soit belle, mais ce qui compte davantage, c'est comment elle s'intègre et se mélange avec d'autres matières pour créer une nouvelle et agréable fragrance. Il est nécessaire de diluer les matières afin de bien comprendre leurs caractéristiques et de prendre en compte toutes les notes. Pendant leur évaporation, on remarquera que les arômes sont plus doux et plus beaux. Le designer doit avoir une vision sur la manière dont ces éléments influent sur le parfum au fil du temps.

Les classifications aident à distinguer les subtilités de chaque matière, ainsi que sa nature générale et spécifique.

Il est incorrect de se conformer à une proportion spécifique dans la conception des différentes parties du parfum, telles qu'une proportion fixe pour les matières de tête, etc. Cela dépend du type de parfum, de l'objectif de la conception et du goût du créateur. Les matières peuvent également être utilisées dans différentes parties du parfum, c'est-à-dire que certaines matières peuvent être utilisées comme notes de tête, d'autres comme notes de cœur, et d'autres encore comme notes de fond.

Toutes les notes boisées ne se limitent pas aux matières de base, par exemple, le bois de rose qui est composé de 60% de linalol, et le bois de cèdre de Virginie constituent des notes de tête.

L'équilibre entre la simplicité et la complexité joue également un rôle crucial dans la structure d'un parfum de haute qualité.

Lors de la conception de votre parfum, privilégiez le principe de la simplicité.

En d'autres termes, vous devriez avoir une personnalité spécifique pour le parfum qui contribue à l'accord général, et il n'est pas nécessaire qu'elle soit composée d'un grand nombre de substances. Même si vous commencez avec quelques matières, vous pouvez complexifier le parfum en introduisant des éléments tels que les bases, les accords, et les matières naturelles qui rendent le parfum unique et difficile à reproduire.

La qualité d'un parfum réside dans sa relative puissance avec un accord simple, accompagné de nombreuses autres matières qui complètent la caractéristique du parfum, le rendant ainsi de qualité et esthétiquement agréable.

Le concepteur qui ajoute de plus en plus de matières risque d'être déçu, car la complexité du parfum doit être liée à sa structure générale sans simplement ajouter des composants pour la complexité.

Le créateur de parfums doit comprendre comment chaque matière fonctionne dans la conception, que ce soit de manière créative ou en la laissant jouer son rôle. Avec un nombre modéré de notes, ni excessivement nombreuses ni trop limitées, le designer doit être capable d'atteindre un équilibre approprié entre la complexité et l'embellissement du parfum. Chaque matière ne joue pas seulement un rôle dans la création du caractère global du parfum, mais contribue également à son équilibre interne de manière harmonieuse.

Les méthodes de conception que j'ai présentées sont des exemples utiles pour les débutants, mais le créateur doit choisir les matières en fonction du thème du parfum et concevoir selon son goût personnel. L'objectif est de créer un parfum avec une odeur agréable, ce qui le rendra ainsi unique.

Conservateurs

Les conservateurs sont une gamme variée de composés qui aident à ralentir ou à prévenir la croissance des bactéries dans divers produits, y compris les aliments, les médicaments et les produits de soins personnels. Ces composés peuvent être naturels ou synthétiques.

Quelles sont les conséquences de la contamination microbienne ? Elle peut entraîner une perte de viscosité dans le produit, une diminution de l'acidité, la déstabilisation des émulsions, des changements de couleur et de transparence, ainsi que l'apparition d'une odeur indésirable. Elle peut également nuire à la santé du consommateur, provoquer des infections cutanées et des allergies.

Conservateurs courants

Nom du Conservateur	**Proportion**	**Utilisation dans les Produits**	**Plage de pH**	**Plage de Température**	**Phase Utilisée**
Germaben II	25%	Tous les composants des produits de soins, y compris les agents tensioactifs de surface	pH 3.0 - 7.5	Moins de 60°C	Formulations Aqueuses et Non Aqueuses

		Produits non ioniques, protéines, collagène soluble, extraits d'aloe vera et extraits de plantes.			
Optiphen	5% .0 - 1.0%	Fournit une protection à large spectre contre les bactéries, les levures et les .moisissures	pH 4.0 - 8.0	Moins de 60°C	Formulations Aqueuses et Non Aqueuses
		Crèmes, écrans solaires, produits cosmétiques colorés, gels corporels, sham-.pooings, etc			
Phenonip	- -0.25% 1.0%	Large gamme de produits de soins per-sonnels, effi-cace contre les bactéries Gram-po-sitives et Gram-néga-tives, levures et moisis-sures		60°C à 70°C	Formulations Aqueuses

		Dans une large gamme de produits aqueux et d'émulsions, notamment des lotions, des nettoyants pour le corps, des shampoings, des après-shampooings, des gommages et des .sprays			Formulations Aqueuses
Optiphen Plus	1.5% - 1.0%	Conservateur antimicrobien à large spectre très efficace contre les bactéries Gram-positives et Gram-négatives, les levures et les moisissures	pH inférieur à 6.0	30-40°C	

Phenoxyethanol	1.5% - 1.0%	Baumes à lèvres, ombres à paupières, fonds de teint, écrans solaires, mascara, eye-liner, shampooings, correcteurs, gels pour le corps, crèmes pour les mains, fards à joues, colorants capillaires, sprays capillaires, lotions pour les ongles, lingettes pour bébés, nettoyants et savons pour bébés, crèmes à raser, déodorants, dentifrices, parfums, cires dépilatoires, désinfectants pour les mains	pH 3 à 10	85°C	Formulations Aqueuses et Non Aqueuses

Il n'y a pas de conservateur unique qui convienne à tous les types de produits.

Critères de sélection des conservateurs

Proportion spécifiée par le fabricant.

Il est impératif de respecter la proportion d'utilisation du conservateur pour éviter tout dommage aux produits et aux utilisateurs.

Température

Un autre critère est la température. Si certains conservateurs supportent la chaleur, il est recommandé de les incorporer dans la phase aqueuse plutôt que dans la phase huileuse lorsque l'eau est chaude.

Matériaux qui perturbent les conservateurs

Certaines substances, telles que le polysorbate 80 qui, lorsqu'il est utilisé à 2,5% dans une émulsion, inhibe l'efficacité du conservateur parabenate. De même, lorsque le polysorbate 20 est utilisé à 2,5% et 5,0%, il entrave partiellement l'efficacité du conservateur. Les colorants inorganiques tels que le fer et le chrome bleu peuvent également interférer avec son efficacité. Des composés tels que la méthylcellulose, le carboxyméthylcellulose de sodium et l'hydroxypropylméthylcellulose peuvent réduire l'efficacité du phénoxyéthanol, tandis que le cinnarizine à 5,0% inhibe complètement l'efficacité du phenonip.

Les colorants inorganiques tels que le fer et le chrome bleu interfèrent également avec l'efficacité du conservateur.

Utilisations du produit :

Partie du corps : Sur quelle partie du corps le produit sera-t-il utilisé : Sous les yeux ou sur la main.

Lavage ou application : Le produit est-il destiné à être lavé après utilisation ou laissé sur la peau, comme un gel douche ou une crème.

Utilisateurs cibles : Qui utilisera le produit, les enfants, les femmes enceintes, les femmes allaitantes, les personnes ayant une peau sensible, ou les adultes en général.

Odeur de l'agent conservateur

L'odeur de l'agent de conservation peut être appropriée ou inappropriée pour le produit.

La texture et la couleur du produit peuvent influencer le choix des agents de conservation.

Certains produits contiennent des colorants, et la couleur peut changer avec les agents de conservation.

Certains produits sont transparents et peuvent être affectés par les agents de conservation.

Solubilité dans les agents de conservation :

Les produits qui ne contiennent pas d'eau ne nécessitent pas d'agents de conservation, mais il est parfois possible que de l'eau pénètre accidentellement. Dans ce cas, il est nécessaire d'utiliser un agent de conservation soluble dans l'huile, ainsi qu'un autre soluble dans l'eau qui pourrait être introduite dans le produit. On peut utiliser un agent de conservation partiellement soluble dans l'eau, tel que Phenonip / Optiphen / Optiphen Plus.

Nature chimique du produit :

Certaines substances conservatrices ne conviennent pas aux substances chargées (anioniques ou cationiques).

Teneur en eau des substances utilisées dans la formulation

Les substances contenant des composants à haut risque nécessiteront des agents de conservation plus puissants pour assurer une couverture large et une synergie, telles que l'Aloe Vera, l'hydrosol, le lait, etc.

PH :

Les bactéries prospèrent dans une plage de pH de 5,5 à 8,5. Ainsi, un conservateur efficace contre les bactéries est nécessaire à un pH élevé.

Les levures et les champignons prospèrent dans une plage de pH de 6,4. Un conservateur antifongique est nécessaire à un pH bas.

Les bactéries lactiques prospèrent dans une plage de pH de 5,5 à 8,5. Un conservateur efficace contre les bactéries est nécessaire à un pH élevé.

Potentiel Hydrogène (PH)

Le pH, ou potentiel hydrogène, est une mesure de l'acidité ou de l'alcalinité des substances. L'échelle de pH va généralement de 0 à 14. Les liquides avec un pH inférieur à 7 sont considérés comme acides, tandis que ceux avec un pH supérieur à 7 sont considérés comme basiques. Un pH de 7 est considéré comme neutre, correspondant au pH de l'eau pure à une température de 25 degrés Celsius.

Le pH des produits de soins de la peau doit être compatible avec le pH de la peau. Il est essentiel de réguler l'acidité des produits pour éviter toute sensibilité cutanée et prévenir d'autres problèmes. La mesure du pH de toute solution peut être effectuée à l'aide d'un dispositif de mesure du pH.

Un pH de 1 dans le tableau indique que la solution est fortement acide.

Le nombre 14 indique que la solution est fortement basique.

Le nombre 7 indique que la solution est neutre.

La peau normale et saine, dans des conditions normales, est équilibrée et a un pH de 5 à 6, ce qui est légèrement acide, car un environnement acide est hostile aux bactéries.

Que se passe-t-il si cet équilibre est perturbé vers le côté basique ou acide ?

Les cellules de la peau se désagrègent et la peau devient plus vulnérable aux bactéries et aux germes. Cela peut entraîner la sécheresse, la rugosité, l'acné, l'inflammation de la peau, les rougeurs, les rides, laissant la peau sans protection et plus exposée à davantage de dommages environnementaux. Le pH des produits de soins utilisés quotidiennement doit être compatible avec le pH de la zone où le produit est appliqué.

Nous ajustons le pH des produits pour maintenir la couleur, la viscosité et la stabilité chimique-physique constante tout au long de la période de validité.

Tous les conservateurs que nous utilisons dans les produits de soins pour la peau et les cheveux sont des acides organiques faibles ou des sels acides, et leur solubilité et leur performance dépendent du pH.

Si le pH n'est pas dans la plage correcte, les conservateurs deviennent moins solubles dans le produit, ce qui les rend moins efficaces et peut affecter la stabilité et la performance du produit.

Mesure du PH

Mesurer le pH des produits non aqueux tels que l'huile peut être source d'erreur. Le pH est spécifique à l'eau, et l'huile n'étant pas soluble dans l'eau, cela ne permet pas une mesure précise du pH du produit.

Avant de mesurer le pH, il est recommandé de diluer le produit dans de l'eau distillée à une proportion généralement de 5% à 10%, à température ambiante.

Pour certains cas exceptionnels tels que l'eau florale et les herbes comme l'eau de rose, le pH est mesuré directement.

Comment mesurer la solution ?

Le pH-mètre est un instrument précis pour mesurer le pH.

Les bandelettes de papier pH ou les papiers tournesol sont les moyens les plus courants. Lors de l'utilisation de bandelettes, trempez la bandelette dans la solution, laissez-la tremper, puis comparez la couleur de la bandelette avec les couleurs sur le tableau et déterminez le nombre.

Le papier nécessite un certain temps (parfois jusqu'à 5 minutes) avant d'être lu. Essuyez soigneusement le papier pour éliminer le produit.

Ajuster le pH

Après avoir mesuré le pH du produit, il existe trois possibilités :

Le pH du produit est réglé dans la plage souhaitée et

appropriée pour les agents de conservation.

Le pH du produit est supérieur à la plage souhaitée et vous devez le réduire. Dans ce cas, vous devez ajouter des substances pour abaisser le pH, telles que l'acide citrique et l'acide lactique, qui sont les acides les plus appropriés pour réduire l'acidité des produits de soins de beauté. L'acide citrique peut être utilisé pour ajuster le pH en préparant une solution à partir de laquelle vous ajouterez quelques gouttes d'acide.

Que se passe-t-il si vous avez trop réduit le pH ?

Si par exemple votre objectif est un PH 5,5 mais vous avez atteint un taux de 5, vous aurez besoin d'une substance alcaline pour augmenter le pH, comme le triéthanolamine (TEA), qui est une base légère utilisée pour élever un milieu acide vers un milieu alcalin.

Vous devrez ajouter soigneusement le TEA pour ajuster le pH à la valeur cible de 5,5, en surveillant attentivement le pH à l'aide d'un pH-mètre. Ajoutez progressivement et mesurez régulièrement jusqu'à atteindre le niveau souhaité.

L'équilibre est la clé d'une vie saine. Ainsi, lorsque la peau est déséquilibrée, elle devient peu saine. Il est essentiel de ne pas négliger les niveaux de pH.

Eau de Cologne

Matière	100g
Huile parfumée	3
Alcool éthylique	79
Eau distillée	7
Eau de rose	6
Alcool isopropylique	5

Méthode :

1- Mélanger le parfum avec l'alcool et mettre au réfrigérateur pendant 14 jours.

2- Après 14 jours, ajouter l'eau distillée ou l'eau de rose à la Cologne et bien mélanger.

3- Remettre au réfrigérateur pendant deux jours à température de congélation.

4- Filtrer la Cologne à l'aide de filtres à froid pour se débarrasser des impuretés.

5- La Cologne est prête à être conditionnée.

Pour fixer l'odeur de la Cologne, vous pouvez choisir l'une des substances suivantes, l'ajouter à 1500 grammes d'alcool, puis laisser reposer pendant un mois avant utilisation.

Matière	(Poids (grammes
Huile essentielle d'encens ou CO_2	6-12
(Benjoin (résine	2-4
Huile de vétiver	2-4

Matière	3g	100
Pamplemousse Rouge	0.9	30.1
Orange	0.6	18.9
Bois de Santal	0.5	15
Géranium	0.2	5.9
Bergamote	0.2	7.3
Patchouli	0.2	7.3
Myrrhe	0.1	3.8
Coriandre	0.1	3.8
Vanille	0.1	3.8
Mousse de chêne	0.1	3.8

Brume pour le corps (Body mist)

Ingrédients :

La brume pour le corps est un parfum corporel

rafraîchissant qui ne dure pas longtemps car la concentration d'huile parfumée est faible. Elle est composée d'huile parfumée, d'alcool, d'eau distillée, de colorant, d'agent conservateur et de solubilisant dont la fonction est d'aider à dissoudre l'huile dans l'eau.

Il en existe de nombreux types, par exemple, Tween ou Polysorbate 20

Huile de ricin hydrogénée (PEG 40)

Mysol TM 381, Natragem™ S140

Chaque entreprise a son propre produit ou un nom spécifique pour le même produit. Chaque substance a un pouvoir d'émulsification différent, et lors de l'utilisation d'une substance, les proportions diffèrent de celle d'une autre. Il est important de noter ici que chaque substance aromatique a une solubilité différente, et il n'y a pas de proportion fixe pour les composants.

Exemple :

Nous déterminons le rapport de l'émulsion par l'essai 1 :1, par exemple, si vous utilisez 7 grammes d'huile parfumée, vous utilisez 7 grammes de solvant, soit 1:1.5 (7 grammes d'huile parfumée et 10,5 grammes de solvant) ou 1:2 (si vous utilisez 7 grammes d'huile parfumée, utilisez 14 grammes de solvant).

EXEMPLE 1	EXEMPLE 2	EXEMPLE 3

Huile essentielle 7 Alcool 30 Mysol 7 Eau distillée 56	Huile essentielle 7 Alcool 30 Eau distillée 52-56 PEG 10.5-7	Huile essentielle 7 Alcool 30 Eau distillée 49 Polysorbate 14

Matière	1: 1	1.5: 1	2: 1
Eau distillée	56	52	49
Solubilisant	7	10.5	14
Ethanol	30	30	30
Parfum	7	7	7
Colorant parfum	0	0	0
Phénoxyéthanol	1	1	1

Méthode :

L'huile parfumée est bien mélangée avec le solubilisateur.

L'eau est ensuite ajoutée en petites quantités, en remuant jusqu'à ce que le mélange devienne épais, puis le reste de l'eau est incorporé tout en continuant de remuer rapidement.

L'éthanol est ajouté, ce qui contribue à la transparence du produit et à une dissolution complète.

Enfin, les agents conservateurs et les couleurs sont additionnés selon les préférences.

Vaporisateur de linge

Le vaporisateur de linge de lit est un parfum léger pour les draps, qui ne dure pas longtemps mais rafraîchit l'environnement. Il est composé des mêmes ingrédients que le parfum corporel, à savoir de l'eau distillée, de l'alcool, du parfum, d'un solubilisant approprié et d'un agent conservateur.

Ingrédients :

Huile parfumée : 10 grammes

Mysol : 10 grammes

Alcool : 40 grammes

Eau distillée : 40 grammes

Phénoxyéthanol : 0,5%

Tableaux des ingrédients selon la proportion :

Si la proportion de parfum est de 1 et celle de polysor-(bate 1 (1:1	Si la proportion de parfum est de 1 et celle de polysor-(bate 1.5 (1:1.5	Si la proportion de parfum est de 1 et celle de polysor-(bate 2 (1:2
Huile essentielle 4g Alcool 46g Polysorbate 4g Eau distillée 46g Phénoxyéthanol à ٪٠,٥	Huile essentielle 4g Alcool 45g Eau distillée 45g Polysorbate 6g Phénoxyéthanol à 0.5%	Huile essentielle 4g Alcool 44g Eau distillée 44g Polysorbate(20) 8g Phénoxyéthanol à 0.5%

Mode opératoire :

1) Bien mélanger l›huile parfumée avec le Polysorbate 20.

2) Ajouter progressivement l’eau distillée.

3) Ajouter l’alcool.

4) Ajouter les parfums et les agents conservateurs.

Perles parfumées

Les perles parfumées sont fabriquées à partir de plastique en éthylène-acétate de vinyle (EVA), et ont la capacité d'absorber les couleurs et les parfums pour créer des désodorisants d'ambiance pour la maison et la voiture.

Elles peuvent être placées dans un sac en tissu, en organza ou en tulle, suspendues dans les armoires ou les tiroirs. Il est également possible de les mettre dans la voiture ou n'importe quel autre endroit.

• Elles peuvent être placées dans un récipient en verre transparent avec un couvercle perforé sur le dessus pour que le parfum s'évapore à travers les trous.

• Elles peuvent être colorées avec des pigments de mica, et je recommande de mettre une petite quantité de pigments ou de mélanger les pigments avec une petite quantité d'alcool pour faciliter leur absorption, ou de mélanger les pigments avec l'huile essentielle avant de les ajouter, il est également possible d'utiliser des colorants de bougie.

• Les parfums naturels et les huiles essentielles peuvent être dilués avec du cyclométicone.

Elles peuvent être placées dans des moules en métal ou en silicone et façonnées en différentes formes, puis mises au four à une certaine température.

• Une substance qui n'absorbe pas l'eau, différente des perles de gel placées dans les plantes et autres.

• Matériaux nécessaires :

Matière	**Grammes**
(Perles parfumées (EVA	1000
Parfum	100-200
Mica	Selon le besoin

Méthode :

1) Placez les perles odorantes dans un récipient en verre hermétique pour les mélanger avec l'huile parfumée.
2) Mélangez le parfum avec les couleurs mica.
3) Versez progressivement sur les perles en agitant le récipient, puis versez le reste de l'huile parfumée.
4) Laissez reposer pendant une à deux semaines pour permettre aux perles d'absorber l'huile parfumée.
5) Si vous remarquez la présence d'huile parfumée au fond, augmentez la quantité de perles.
6) N'exagérez pas la quantité d'huile parfumée car les perles ne peuvent pas absorber plus que leur capacité.

7) Elles sont prêtes à être utilisées une fois que les perles sont sèches et ne collent plus aux parois du récipient.

8) La durée de vie des perles parfumées est de 6 mois.

Brume capillaire

Ingrédients

Matière	**100**
Parfum	5.0
Alcool 99,9%	10.0
Cyclométicone	85.0
(BHT (antioxydant	0.01

Méthode :

Le parfum est mélangé avec l'alcool.

Ensuite, le silicone liquide est ajouté.

Puis, nous ajoutons l'antioxydant.

Le Cyclométicone est un silicone liquide facilement évaporable et soluble dans l'huile. Il a une structure moléculaire cyclique, d'où son nom «cyclé». Il est incolore, inodore, utilisé dans les produits de soins de la peau, et se distingue par son excellente évaporation et ses propriétés hydratantes.

Il s'agit d'un émulsionnant non polaire, ce qui signifie qu'il ne se dissout pas dans l'eau mais est soluble dans l'huile. Par conséquent, il ne peut pas être utilisé dans des toniques ou d'autres produits qui dépendent de l'eau.

Il est nécessaire d'utiliser de l'alcool à 99,9 % pour éviter la séparation du produit. C'est une substance légère et non irritante pour la peau. En raison de sa propriété d'évaporation, elle laisse les cheveux secs, doux et non gras. Elle est utilisée dans les produits de soins capillaires, accélère le séchage des cheveux, facilite le peignage, et peut être utilisée jusqu'à 85 %.

Parfum solide

Ingrédients

Il s'agit de parfums sûrs pour la peau, contenant des huiles essentielles ou des parfums naturels, mélangés avec des cires et des huiles porteuses. Les huiles porteuses peuvent être remplacées par d'autres substances, telles que le triglycéride caprylique/caprique, pour réduire la sensation de gras. Plusieurs types de cires peuvent être utilisés, y compris la cire d'abeille, la cire de soja et la cire de candelilla.

Les parfums solides ne sont pas aussi durs que la cire. Ils fondent avec la chaleur du corps et sont utilisés sur la peau ou les cheveux.

Il existe de nombreuses recettes avec des ingrédients hydratants pour la peau, tels que le beurre de karité et les silicones, mais l'objectif n'est pas l'hydratation. Vous pouvez leur ajouter des couleurs, des paillettes pour la décoration, ainsi que des fleurs séchées. Laissez libre cours à votre créativité.

Matière	**100g**
Cire d'abeille	22.00
Huile d'amande douce, de jojoba, ou huile de paraffine	63.00
Parfum	15.00

Crème parfumée

	Matière	100	500	1000
1ère étape	Eau distillée	60.3	301.5	603.0
2ème étape	Acide stéarique	3.0	15.1	30.2
Étape froide	alcool cétylique	6.0	30.2	60.3
	Huile de jojoba	10.1	50.3	100.5
	PEG-40 Huile de ricin hydrogénée	6.0	30.2	60.3
	Diméthicone100	5.0	25.1	50.3
	Propylène glycol	1.0	5.0	10.1
	Parfum	8.0	40.2	80.4
	Phénoxyéthanol	0.50	2.51	5.03

Méthode :

1) Dans la première étape, les ingrédients sont chauffés au bain-marie.

2) Dans la deuxième étape, les ingrédients sont

chauffés, la cire est fondue sur le feu, puis l'huile de ricin est ajoutée en remuant.

3) Les ingrédients de la première et de la deuxième étape sont ajoutés, puis mélangés avec un mixeur jusqu'à ce qu'ils soient bien intégrés.

4) On attend que la température du mélange atteigne 45 degrés.

5) On ajoute les ingrédients de la phase froide.

6) On mesure le pH et on l'ajuste à 5,5-6 en utilisant du jus de citron si nécessaire.

7) On le met ensuite dans le récipient prévu à cet effet.

Poudre parfumée pour le corps

Ingrédients :

- Parfum
- Oxyde de zinc pour donner une couleur blanche
- Dioxyde de silicone pour prévenir l'agglutination de la poudre
- Alternative à la poudre de talc (argile de kaolin blanche + Arrow-root) ou (argile de bentonite + Arrow-

root) ou (amidon de maïs + argile de bentonite)

Matière	**100**
amidon de maïs	49
argile de bentonite	47
dioxyde de silicone	1
oxyde de zinc	1
parfum	2

Méthode :

1) Les huiles parfumées sont mélangées avec un agent de séchage (citrate de magnésium ou dioxyde de silicone) dans un moulin à café.

2) L'argile, l'amidon et le blanchisseur (dioxyde de titane ou oxyde de zinc) sont mélangés ensemble dans un récipient.

3) Ils sont moulus dans le moulin à café jusqu'à obtenir une poudre fine.

4) Il est nécessaire de porter un masque pour se protéger de la poussière, et laisser le moulin reposer pendant au moins quelques minutes après le broyage pour éviter d'inhaler la poussière de la poudre si le couvercle est immédiatement retiré après le broyage.

5) Un entonnoir est utilisé pour remplir la poudre dans un récipient approprié.

Aromathérapie

Il s'agit d'une branche de la phytothérapie qui utilise les propriétés médicinales présentes dans les huiles aromatiques naturelles, également appelées huiles essentielles, dans le but de favoriser la guérison et le bien-être. Pour assurer une efficacité maximale du traitement, les huiles doivent être totalement pures, naturelles et authentiques. Comment les huiles essentielles affectent-elles le corps ? Les molécules des huiles essentielles sont très petites et s'évaporent rapidement. Lorsqu'elles sont appliquées sur la peau, elles se déplacent rapidement à travers les capillaires sanguins vers le système circulatoire du corps. Ou bien, par inhalation, elles sont facilement absorbées par les membranes muqueuses de notre système respiratoire. Lors de l'inhalation, le système nerveux transmet des signaux au système limbique du cerveau, qui est la zone du cerveau contenant les émotions et la mémoire. Le cerveau répond en initiant diverses fonctions physiologiques, telles que la libération d'hormones, le soulagement de la douleur, ou l'amélioration positive de l'humeur.

Parmi les avantages de l'aromathérapie : réduction de l'anxiété, soulagement de la dépression, apport d'énergie au corps, accélération du processus de guérison, soulagement des maux de tête, amélioration de la concentration, encouragement au sommeil, renforcement du système immunitaire, soulagement de la douleur, amélioration du processus de digestion, et augmentation de la circulation sanguine.

Lors de l'application topique sur la peau, les huiles essentielles peuvent causer une irritation sévère, des allergies, des rougeurs, ou d'autres réactions chez certaines personnes. Il est donc nécessaire d'utiliser une huile porteuse avec l'huile parfumée, dans une proportion de 10 à 35 %.

L'huile porteuse est une huile végétale dérivée de la partie grasse de la plante, généralement des graines, des céréales ou des noix. Chaque huile porteuse offre une gamme différente de propriétés, y compris thérapeutiques, il est donc essentiel de choisir l'huile porteuse appropriée pour obtenir les bienfaits thérapeutiques souhaités.

Conseils et principes d'utilisation des huiles essentielles:

- Assurez-vous de faire un test cutané pour vérifier la sensibilité en appliquant une goutte d'huile sur votre peau et assurez-vous qu'elle ne provoque ni éruption cutanée ni irritation.

- Les huiles essentielles sont très concentrées, donc utilisez toujours une huile porteuse telle que l'huile de jojoba, l'huile d'amande douce ou l'huile de pépins de raisin.

• De nombreux experts en parfumerie recommandent l'utilisation de l'huile de jojoba, car elle a une durée de vie prolongée, est bénéfique pour la peau, et aide à atténuer les huiles essentielles, les rendant ainsi sûres à utiliser pour éviter les brûlures cutanées, la photosensibilité et l'irritation causées par les substances parfumées concentrées (à l'exception de certains parfums naturels) avant de les appliquer sur votre peau.

• Il est recommandé de stocker les parfums et les huiles essentielles dans des flacons de couleur foncée, en évitant l'exposition des huiles à la chaleur, à la lumière, à l'oxygène et à l'humidité, car cela peut affecter leur qualité et entraîner leur altération.

• Les agrumes sont particulièrement sensibles à l'oxydation. Pour éviter les dommages dus aux variations de température, il est possible de les stocker dans un endroit frais, où la température est d'environ 10 degrés Celsius.

• Refermez bien le couvercle sur les huiles dès que vous avez prélevé les gouttes nécessaires.

Massage avec des huiles essentielles

Les meilleures huiles de massage sont celles que vous préparez vous-même, car vous pouvez les personnaliser en fonction de votre type de peau, de votre humeur ou à des fins thérapeutiques. Les huiles de massage sont obtenues en combinant des huiles porteuses avec des huiles essentielles.

Assurez-vous de nettoyer et de sécher complètement la bouteille. Stockez-la dans un endroit frais et sombre, en évitant l'exposition directe à la chaleur ou à la lumière du soleil. Il est recommandé de l'utiliser dans les trois mois.

Matières utilisées

Matières	**100g**
Huile d'amande douce - Huile d'argan - Huile de noix de coco	88.80
Extraits d'huile	1.20
Antioxydant BHT	0.10
Vitamine E	0.90
Myristate d'isopropyle	9.00

Méthode :

Versez tous les ingrédients dans une bouteille de couleur foncée.

Agitez vigoureusement le mélange.

Laissez reposer pendant 12 à 18 heures avant utilisation, et conservez-le dans un endroit frais et sec.

Huile de massage parfumée

Parfums romantiques

Coriandre 6 gouttes

Bergamote 9 gouttes

Néroli 6 gouttes

Jasmin 3 gouttes

Parfums relaxants

Lavande 14 gouttes

Bois de cèdre 2 gouttes

Camomille 11 gouttes

Géranium 2 gouttes

Cardamome 2 gouttes

Parfums de bonheur et rafraichissement

Poivre noir 6 gouttes

Patchouli 9 gouttes

Bois de rose 12 gouttes

Ylang-ylang 6 gouttes

Parfums de massage

Géranium 12 gouttes

Absolu de Jasmin 2 gouttes

Ylang 12 gouttes

Rose 1 goutte

Santal 2 gouttes

Aromachologie

L'aromachologie étudie la relation mutuelle entre la psychologie et les odeurs ainsi que leur impact sur le comportement. Il existe une connexion entre les parfums et le comportement. Les odeurs influencent l'humeur et modifient le comportement en affectant la région du cerveau responsable de la sensation. L'impact des parfums se traduit dans nos sentiments, induisant la détente, le bonheur, et un sentiment de dynamisme. La thérapie consiste à utiliser des substances parfumées extraites naturellement pour atteindre l'équilibre entre la santé du corps, de l'esprit et de l'âme. Ces substances offrent des avantages comportementaux, physiques et émotionnels grâce au sens de l'odorat. Les chercheurs ont découvert que les parfums agréables contribuent à améliorer le comportement social, à stimuler les capacités mentales telles que la mémoire, l'attention, la compréhension, et renforcent la volonté, l'activité et l'apprentissage. Ils affectent également la psyché, permettant à l'individu d'accepter et de jouir des aspects quotidiens de la vie, de devenir plus harmonieux avec la réalité. Ils aident également les gens à se sentir heureux, réduisent les sentiments d'anxiété et de frustration, permettent de mieux se concentrer, se souvenir et stocker des informations. Ils confèrent également aux gens un sentiment d'énergie et augmentent leurs performances au travail.

Quelle est la différence entre l'Aromathérapie et l'Aromachologie ?

Aromachologie

. Affecte l'humeur et le changement de comportement

. Utilise des absolus, des huiles essentielles ainsi que des substances synthétiques

. Utilise les parfums pour améliorer l'humeur et l'émotion

. Influence l'humeur et les émotions d'un point de vue psychologique

. Méthode d'inhalation uniquement

Aromathérapie

. Utilisation thérapeutique et parfum naturel

. Utilise uniquement des huiles essentielles

. Utilise les parfums pour améliorer l'humeur et l'émotion

. Affecte l'aspect physiologique

. Appliqué directement sur la peau, ou par inhalation ou ingestion

Bougies de massage

Les bougies de massage offrent une expérience luxueuse, composées d'un mélange de bougies, d'huiles essentielles et d'huiles parfumées qui fondent à basse température, idéales pour des séances de massage apaisantes.

Ingrédients :

Matière	**100g**
cire de soja	31,92
pépites de beurre de cacao	21,28
(beurre de karité (raffiné	21,28
(huile d'avocat (raffinée	19,14
parfum	6,38

Méthode :

Faire fondre la cire avec l'huile, le beurre de cacao, et le beurre de karité dans un bain-marie jusqu'à ce qu'ils soient complètement fondus, puis retirer du feu.

Quand le mélange refroidit à la température ambiante, ajouter les huiles parfumées.

Verser dans des moules et ajouter la mèche.

Utilisation :

Allumer la mèche et verser la cire fondue directement sur le corps tout en massant.

Beurre de massage

Il est possible de choisir l'huile appropriée selon vos préférences, de sorte que le type d'huile ne laisse pas de résidu gras sur la peau. Des exemples incluent :

- Huile de Moringa (Moringa Oil) / Huile de Tamanu (Tamanu Oil) / Huile de Baobab (Baobab Oil) extraite des graines et des fruits de l'arbre / Huile de jojoba / Huile d'argan / Huile de rose musquée / Huile de noyau d'abricot / Huile de noisette / Huile de macadamia / Huile de noix de coco fractionnée / Huile d'onagre / Huile de grenade / Ou huile de camélia

Il est possible de changer le type de parfum selon les goûts personnels, mais il doit être à base d'extraits d'huiles.

Ingrédients :

	Matière	**100g**
Phase chaude	beurre de karité	14,88
	beurre de cacao	66,73
	alcool cétylique	5,99
	huile de jojoba	7,39
Phase froide	parfums	4,99
	BHT	0,01

Méthode :

Mélanger les ingrédients de la phase chaude dans un récipient et les exposer à une chaleur jusqu'à 140 degrés Fahrenheit (60 degrés Celsius), en remuant jusqu'à ce que tous les ingrédients soient fondus.

Laisser le mélange refroidir à environ 120 degrés Fahrenheit (49 degrés Celsius).

Ajouter la phase froide, y compris les parfums et les conservateurs.

Huile corporelle

Ce produit est à base de silicone qui est utilisé comme agent adoucissant, et rend l'huile facile à répartir sur la peau, procurant une sensation douce et soyeuse.

Ingrédients :

Matière	**100g**
IPM (isopropyl myristate) ou IPP (isopropyl (palmitate	10.00
huile de pépins de raisin	15.00
huile de son de riz	15.00
huile de jojoba	10,00
vitamine E	1,00

parfums	1,00
conservateur Phenonip	0,30
Cyclométicone	47,70

Méthode :

Mélanger tous les ingrédients ensemble et verser dans un récipient approprié.

Il est possible de remplacer les types d'huiles utilisées en fonction de l'objectif.

Les huiles adaptées pour les peaux très sèches incluent celles qui ont une teneur en matières grasses plus élevée, comme l'huile d'olive, l'huile de tournesol et l'huile de sésame.

Les huiles destinées aux peaux grasses doivent être plus légères avec une teneur en matières grasses moindre, laissant une sensation moins huileuse sur la peau, telles que :

Huile de Moringa / Huile de Tamanu/ Huile de Baobab extraite des graines et des fruits de l'arbre Baobab / Huile de Jojoba / Huile d'Argan / Huile de Rose musquée / Huile de Noyau d'Abricot / Huile de Noisette, Huile de Macadamia, Huile de Noix de Coco Fractionnée, Huile d'Onagre, Huile de Grenade, ou Huile de Camélia.

Il est également possible d'ajouter certains types d'esters pour réduire la sensation grasse, tels que l'alcool benzylique alkyl benzoate C12-15 à la place de l'une des huiles lourdes jusqu'à 30%. Ou du Myristate d'isopropyle (IPM) utilisé à 10%, ou un type de silicones cycliques comme le Cyclométicone pour donner une sensation soyeuse au produit.

Bois de oud parfumé

Ingrédients :

Un kilogramme de bois de oud Ariani, Moroki ou de Ceylan, de bonne qualité. Il est important de noter que chaque type de bois de oud absorbe différemment les huiles parfumées, et il existe d'autres types qui nécessitent un rapport d'environ 1-2 bois de oud et huile parfumée, ce qui est déterminé par l'expérience.

La beauté du bois de oud parfumé dépend de la qualité du bois de oud, plus il est de haute qualité, plus le résultat du parfum est magnifique.

Notez que lors de l'ajout des huiles parfumées, elles doivent être spécifiquement conçues pour l'encens afin de supporter les températures élevées. Des agents de fixation tels que l'ambre gris, le benjoin (3-5%), et l'oliban (10-15%) sont ajoutés. La substance « Hercolyn D » est ajoutée à hauteur de 30%.

Des ingrédients ayant une longue durée de vie ainsi qu'une évaporation lente, tels que le bois de santal, le patchouli, le vétiver, le labdanum, le musc, ainsi que des épices comme la cardamome, le clou de girofle, le safran, et d'autres, peuvent être ajoutés selon le goût et la préférence.

Les huiles parfumées utilisées pour arroser le bois de oud se composent de fixateurs et d'un mélange de base. La quantité dépend de l'absorption du bois de oud pour l'huile, à condition que la proportion des fixateurs ne dépasse pas 30%.

Méthode :

1- Dans un récipient, mélanger le bois de oud avec la solution de fixation et laisser fermenter pendant une à deux semaines.

2- Après la fermentation, ajouter le mélange oriental ou une huile parfumée selon les préférences.

3- Ensuite, couvrir le bois de oud parfumé et fermer hermétiquement le récipient. Laisser reposer dans un endroit sombre et chaud pendant un mois. Plus la durée est longue, plus la qualité du bois de oud est belle.

Parfum huile (Roll-On)

Les parfums huileux sont composés d'un mélange d'huile parfumée et d'une huile porteuse ou d'une autre substance agissant comme une huile porteuse.

Mélangez ces composants (le mélange d›huile parfumée et l›huile porteuse) dans une bouteille munie d›un roll-on pour faciliter l›application du parfum.

Pour l'utilisation, il suffit de faire simplement rouler le roll-on sur les points de pulsation du corps.

Les huiles porteuses couramment utilisées dans la fabrication de parfums naturels comprennent l'huile de jojoba, l'huile d'amande douce et l'huile de pépins de raisin. L'huile de noix de coco fractionnée est également utilisée, étant plus légère au toucher et ayant une durée de conservation plus longue que l'huile de coco. Elle nourrit et adoucit la peau.

Parfois, d'autres ingrédients sont utilisés, tels que :

• Le Cyclométicone, qui agit comme une huile porteuse sans causer de sensation grasse. L'isopropyl myristate qui est un hydratant rapidement absorbé.

• Le caprylic/capric triglycéride, un antioxydant qui protège la peau et préserve le produit, extrait de l'huile de noix de coco extra fine qui retient l'humidité dans la peau et les cheveux sans laisser de résidu gras.

• Silky Effect TM est un produit contenant de l'huile de jojoba et de l'huile de coco enrichie en composants nourrissants pour la peau, procurant une sensation soyeuse et agréable.

Il peut être utilisé de plusieurs manières, que ce soit en utilisant un seul composant ou en mélangeant plusieurs composants pour protéger la peau des effets des substances parfumées, en particulier lorsque l'on utilise des parfums naturels. Dans ce cas, la proportion du parfum doit être inférieure à celle des huiles parfumées. Il est recommandé de vérifier le site d'IFRA pour s'assurer du pourcentage d'utilisation sûr.

Il est possible de créer des parfums orientaux et occidentaux avec cette méthode.

Parfums huileux utilisant la substance : Caprylic/Capric Triglycéride

	100g
Parfum	15
Caprylic/Capric Triglycéride	25.5
Huile de coco fractionnée	59.5

Parfums huileux utilisant la substance : Cyclométicone

	100g
Parfum	17
Cyclométicone	83

Parfums huileux utilisant les huiles végétales porteuses

	100g
Huiles essentielles	1-1.5
Huile de noix de coco fractionnée	85/90

Cône d'encens

Le cône d'encens possède une histoire vieille de cent ans, il est préféré par les fabricants d'encens pour plusieurs raisons, notamment sa facilité de fabrication, car il peut être façonné à la main ou également fabriqué à l'aide de moules spéciaux. Son emballage et son agréable odeur sont également des points forts.

Le cône d'encens est composé d'ingrédients parfumés, de bases en bois, de baume et de liquides combinés ensembles pour donner une odeur parfumée lors de la combustion.

Les parfums :

Ils se composent généralement de substances végétales. Ils incluent des racines, des fleurs ou des feuilles d'arbres tels que le patchouli, la sauge sclarée, la lavande, et beaucoup parmi cette catégorie eux se présentent sous forme de poudre. Certaines matières sont composées de résine ou de bois, pouvant être utilisées comme substances parfumées en raison de leur odeur agréable, telles que le bois de santal, le pin et le cèdre.

Agents épaississants et liants :

Ces substances peuvent être soit de la résine soit du bois, et plusieurs types peuvent être combinés.

Les résines : Elles agissent comme de la colle dans l'encens et facilitent le façonnage de la pâte d'encens. Elles ont également un impact sur l'odeur, la résine conférant une douceur à l'encens, donc il convient d'être prudent lors de son ajout au mélange.

Les gommes : On peut les obtenir à partir de diverses sources végétales. Elles sont mélangées à des substances parfumées et de l'eau pour lier les composants du mélange ou la pâte d'encens. Elles produisent de la fumée lors de leur combustion, et cela dépend de leur teneur en humidité. Les gommes fraîches produisent généralement des quantités importantes de fumée.

Xanthan Gum :

Agit comme un liant qui maintient le produit cohérent.

Guar Gum:

La gomme de guar est un agent liant et épaississant. Elle est utilisée dans les produits cosmétiques et alimentaires en tant qu'enrobant et liant, rendant ainsi l'encens cohérent.

Gomme arabique :

Une substance très puissante qui rend la pâte d'encens flexible et permet de la façonner de n'importe quelle manière, mais une quantité excessive rend l'encens dur, difficile à brûler et friable. La gomme arabique est visqueuse et difficile à manipuler car elle colle aux mains et aux outils.

Modelage de l'encens

L'encens est façonné à la main sous la forme d'un cône. Vous aurez besoin d'une petite quantité de pâte d›encens (je pense qu›un quart de cuillère à café est une quantité idéale) pour former le cône. Il doit être long et mince (pour faciliter la combustion).

Si vous tournez les cônes à la main, chacun aura une forme différente. Assurez-vous que le cône a une base fine et une longueur d'environ 50 millimètres. Vous pouvez fabriquer des cônes de plus grande taille, mais soyez prudent avec les cônes trop épais, car ils ont tendance à cesser de brûler lorsqu'ils atteignent la partie inférieure plus épaisse et peuvent se fissurer.

Conseil : La base doit être aussi petite que possible.

Vous pouvez le former à l'aide de moules à cônes préfabriqués, ce qui produit une forme et une taille uniformes.

Substance	100g	1000g
Poudre de lavande	26.3	262.9
Gomme de guar	2.5	24.7
Eau	53.0	530.3
Roses de lavande	18.2	182.0
Parfum	gouttes 5.6	2

Substance	100g	500g	1000g
Cèdre	10.2	51.1	102.2
Santal	10.2	51.1	102.2
Charbon naturel	6.1	30.7	61.3
Encens	2.0	10	20
Parfum	5	6	12
Thé	66.1	330	661

Substance	100g	500g	1000g
Santal	13.7	68.6	137.3
Frêne blanc	9.8	49.0	98.0
Thé	62.7	313.7	627.5
Poudre de Makko	3.9	19.6	39.2
Gomme parfumée d'Oman	9.8	49	98

Ces recettes sont destinées à l'entrainement, et vous pouvez remplacer les ingrédients de la même catégorie, les bois peuvent être remplacés par d'autres bois, la résine par d'autres résines, etc. Vous pouvez également ajouter de l'oud, de la poudre d'herbes, des fleurs, etc. Ne limitez pas votre créativité, inventez vos propres recettes

Encens d'oliban parfumé

Ingrédients

Matière	(Poids (grammes
Oliban spécial pour l'encens	1000
(Poudre de jawa (optionnel	250
Parfum de votre choix	300
(Bois d'oud cassé (optionnel	30
Poudre de musc	20

Méthode :

- Mettez l'oliban dans un récipient et ajoutez-y le bois d'oud.
- Versez le parfum sur l'encens jusqu'à ce qu'il soit submergé.
- Couvrez et laissez reposer pendant une semaine.
- Ensuite, ajoutez la poudre de musc par-dessus.

Ingrédients

Matière	**(Poids (grammes**
Oliban spécial pour l'encens	1000
(Poudre de Jawa (facultatif	250

.Parfum de votre choix	300
Bois d'oud cassé	30
Poudre de musc solide	20

Diffuseurs de parfum à bâtonnets

Ingrédients

Matière	**100g**
Huile essentielle	20
Augeo Clean Multi	70
Éthanol	10

Matière	**100g**
Huile essentielle	20
MMB	75
Éthanol	5

Matière	**100g**
Huile essentielle	25
(Dipropylène glycol (DPG	19
Éthanol	56

Méthode :

Mélanger les ingrédients ensemble dans un récipient externe.

Verser le parfum dans la bouteille à l'aide d'un entonnoir.

Placer les bâtonnets de bois.

Vous pouvez ajuster les proportions pour convenir à votre produit si vous souhaitez une évaporation plus rapide. Vous pouvez également ajouter de 5 à 20 % d'éthanol à 96 % et réduire la proportion de MMB ou d'Augeo clean.

Matière	**100g**
Bergamote	64.5
Vanille	8.9
Bois de Santal	13.3
Bois de Cèdre	13.3

Matière	**100g**
Bergamote	45.5
Jasmin	15.2
Rose	15.2
Bois de Santal	24.2

Pierres parfumées

Les Pierres Parfumées sont faciles et magnifiques. Vous pouvez les placer dans un récipient et les utiliser comme désodorisant pour la pièce, ou les mettre dans votre armoire à vêtements, ou n'importe où vous le souhaitez. Elles peuvent être façonnées selon vos préférences.

Matière	100g	500g	1000g
Plâtre de Paris en poudre	65	325	650
Parfum	3	15	30
Eau tiède	32	160	320

Méthode :

1. Mélanger tous les ingrédients ensemble.
2. Ajouter l'huile parfumée et les colorants.
3. Verser le mélange dans des moules.

Laisser les pierres sécher complètement.

L'odeur des pierres durera une à deux semaines. Lorsque l'odeur s'estompe, ajouter quelques gouttes de parfum sur les pierres.

Mousse de Bain au Lait

Il s'agit de la mousse de bain au lait luxueuse. Elle combine une mousse douce de SLSA (sodium Lauryl sulfoacétate) avec du sel dans l'eau du bain, ainsi que du lait de chèvre nourrissant pour une sensation soyeuse avec l'amidon Natrasorb Bath.

Matière	100g	500g	1000g

Sel non iodé ou Sel d'Epsom	31	155	310
Bicarbonate de soude	23	115	230
Poudre de lait de coco séché	17	86	172
Poudre de Sodium Cocoyl Isethionate (SCI) OU (Sodium Lauryl Sulfoa-((cétate (SLS	17.2	86	172
Poudre Germall Plus (conserva-(teur	0.1	1	1
Amidon Natrasorb Bath	7	36	72
Huile essentielle	4	22	43

Méthode :

• En utilisant un tamis, tamiser le sel avec le bicarbonate de soude, le Sodium Lauryl Sulfoacetate et Germall plus pour éliminer tout grumeau.

• Dans un autre récipient, mélanger le Natrasorb Bath avec le parfum jusqu'à ce qu'ils soient bien combinés.

• Mélanger tous les ingrédients ensemble, en utilisant

une cuillère ou un fouet, jusqu'à ce qu'ils soient bien incorporés.

• Placer le mélange dans un récipient en plastique, sa durée de conservation est de 6 mois.

Bombes de bain

	Matière	**100g**
Étape A	Bicarbonate de soude	56
	Acide citrique	28
	Amidon	7
	Colorant	0.2
Étape B	Huile de son de riz	4
Étape C	Polysorbate 80	1
	Parfum	3
	Eau	Selon le besoin

Méthode :

• Mélanger doucement les ingrédients de l'étape A.

• Ensuite, mélanger l'étape B avec une petite quantité des ingrédients de l'étape A dans un bol jusqu'à ce que le mélange soit lisse et sans grumeaux. Ajouter le reste des ingrédients de l›étape A et mélanger à la main jusqu'à ce que la couleur soit uniformément répartie.

• Ajouter les ingrédients de l›étape C et mélanger

jusqu'à une distribution uniforme.

• Verser les ingrédients de l'étape C sur les ingrédients de l'étape A/B.

• En utilisant les mains, mélanger bien en frottant les ingrédients avec les doigts.

• Placer les ingrédients secs dans une bouteille de pulvérisation d'alcool, puis vaporiser suffisamment pour former des boules dans la main.

• Placer dans des moules, puis appuyer dessus.

• Laisser les bombes sécher dans les moules pendant quelques heures.

• Les retirer des moules pour les laisser sécher pendant plusieurs jours avant de les emballer.

Autre méthode

Matière	**100g**	**500g**	**1000g**
Fécule de maïs	12	58	117
Bicarbonate de soude	41	204	408
Sel d'Epsom	17	87	175
Acide citrique	21	107	214

Huile de Jojoba	5	24	49
Huile essentielle	2	10	19
Eau	12	58	117
Colorant	0	0	0

Méthode :

1- Dans un bol séparé, mélanger l'eau, l'huile végétale, le parfum et le colorant alimentaire ensemble.

2- Dans un autre bol, mélanger l'acide citrique, le bicarbonate de soude, la fécule de maïs et le sel d'Epsom ensemble.

3- Ajouter quelques gouttes du mélange humide aux ingrédients secs pour la recette standard, puis bien mélanger jusqu'à obtenir une texture appropriée pour les bombes de bain effervescentes.

4- Utiliser un moule pour fabriquer les bombes de bain effervescentes.

5- Laisser les bombes de bain effervescentes dans leurs moules pendant 2-4 heures avant de les retirer.

Noter qu'il est possible d'ajouter deux gouttes d'huile végétale dans le moule utilisé et graisser le moule pour faciliter le démoulage des bombes de bain.

Crèmes

Les crèmes sont des produits topiques utilisés sur la peau et sont parmi les produits cosmétiques les plus répandus. Les crèmes sont classées en fonction de la quantité d'eau qu'elles contiennent :

Beurre corporel et crème : avec un pourcentage d'eau inférieur à 45%

Lotion : avec un pourcentage d'eau supérieur à 45%

Généralement, une crème est composée de deux phases, à savoir une phase aqueuse et une phase huileuse, et parfois d'une troisième phase appelée phase d'additifs, de phase active ou de phase froide.

Les outils nécessaires pour fabriquer du beurre corporel et de la lotion sont les suivants :

- Source de chaleur.
- Thermomètre pour mesurer la température des liquides.
- Récipient pour conserver le beurre.
- Mixeur.
- Cuillère en plastique ou en acier inoxydable.
- Récipient en plastique ou en verre pour le mélange.

•Balance.

•Alcool ou désinfectant commercial pour la stérilisation.

•Tout d'abord, il est essentiel de stériliser tout ce qui est utilisé : les ustensiles, les fouets, et tout le reste.

•Si les outils ne sont pas stérilisés, des germes nocifs peuvent se développer dans les produits et les rendre impropres à la consommation.

Beurre corporel fouetté

Le beurre fouetté est un produit entièrement naturel qui ne contient pas d'eau, et n'a donc pas besoin d'utiliser de conservateurs, mais il est facile à préparer ! On peut ajouter de la vitamine E pour prévenir l'oxydation du produit, à hauteur de 1%.

Comme indiqué dans le tableau, le beurre est constitué de :

Beurre : 80% - Huiles végétales : 18% - Additifs (parfum, antioxydant et colorants) : 2%

Matière	100g	500g	1000g
Beurre solide	80.00	400.00	800.00
Huile	18.00	90.00	180.00
Vitamine E	1.000	5.000	10.000
Parfum	1.000	5.000	10.000

Méthode :

Ajouter le beurre et l'huile dans un bain-marie ou utiliser le micro-ondes.

Lorsque le beurre fond, le retirer de la chaleur.

Ajouter l'huile parfumée et la vitamine E.

Il existe de nombreux types de beurres, qui varient en épaisseur, densité, performance et avantages pour la peau (comme le beurre de karité, de mangue, de babassu, de cacao et de kokum).

Si le but est d'obtenir une crème épaisse, choisir le beurre de karité, le beurre d'avocat ou le beurre de noix de coco.

Si le but est d'obtenir une crème corporelle légère, choisir le beurre de mangue.

Pour choisir l'huile, il y a trois considérations : la texture sur la peau, les avantages de l'huile, et la durée de conservation.

La principale raison de choisir une huile est les bienfaits qu'elle offre à la peau. L'huile d'olive est hydratante, car elle attire l'humidité de l'air vers la peau. Il est nécessaire d'inclure de la vitamine E pour prolonger sa durée de conservation.

Beurre corporelle

	Matière	100g	500g	1000g
Étape 1	Huile de pépins de raisin	8	40	80
	Huile d'amande douce	12	60	120
	Beurre de karité	17	80	160
	Beurre de cacao	11	55	110
Étape 2	Cire émulsifiante	5	24	49
	Acide stéarique	7	35	70
Étape 3	Eau distillée	41	205	410
Étape 4	Optiphen Plus Germaben II	1	5	10
	Huile essentielles	1	5	10

Méthode :

- Placer les huiles végétales et le beurre dans un récipient, sur un bain-marie à une température de 180 degrés Fahrenheit (82,22 °C).

- Les laisser fondre complètement, en remuant de temps en temps pendant 20 minutes. Cela éliminera toute germes ou bactéries qui pourraient être présents dans le beurre non clarifié. Veiller à ne pas trop chauffer.

- Placer la cire émulsifiante et l'acide stéarique dans un autre récipient, sur un bain-marie, jusqu'à ce qu'ils fondent, puis mélangez-les avec les huiles et le beurre.

- Chauffer l'eau distillée à une température d'au moins 140 degrés Fahrenheit.

- Ajouter de l'eau au mélange précédent.

- Utiliser un fouet pour mélanger les huiles, la cire et l'eau ensemble pour former une émulsion homogène.

- Retirez l'émulsion de la chaleur et laissez-la refroidir jusqu'à 110 degrés Fahrenheit (43,33 °C).

- Lorsque le mélange atteint 110 degrés Fahrenheit, ajouter les agents de conservation et le parfum.

- À ce stade, mesurer le pH en mélangeant une petite quantité de crème avec de l'eau à 10%, ce qui signifie 1 gramme de crème pour 9 grammes d'eau distillée.

- Mesurer le pH et l'ajuster à 5,5 avec du jus de citron, en commençant par 1 à 2 grammes si nécessaire.

- Utiliser à nouveau le mixeur pour intégrer tous les ingrédients. À ce stade, il est également possible d'ajouter des colorants.

- Laisser le mélange refroidir complètement, puis le verser dans un récipient stérilisé spécialement dédié à ce produit.

Barre de lotion

Matière	**100g**	**500g**	**1000g**
Beurre de mangue	49	245	490
Huile d'amande douce	26	128	256
Cire de miel	25	123	245
Huile essen-tielle	1	4	9

Méthode :

• Faire fondre le beurre lentement au bain-marie à feu doux. Avant que le beurre ne soit complètement fondu, le retirer du feu et remuer jusqu'à ce que la fusion soit terminée.

• Faire fondre la cire d'abeille, puis ajoutez-la au beurre fondu.

• Ajouter l'huile végétale.

• Le parfum.

• Il est possible de la colorer avec des poudres de MICA.

• Verser dans un contenant pour déodorant.

• Ou dans des moules en silicone.

Références

(«A Guide to Perfume Production - A Selection of Vintage Articles

on the ...»)

Author: Various

A method of creation and perfumery

by Jean Carles

Aromatherapeutic Blending: Essential Oils in Synergy

Author: Jennifer Peace Rhind

Arranging Fine Perfume Compositions

Glen O. Brechbill

The Professional Way to Make Perfume Second Edition

Training the ABCs of Perfumery

Stephen V. Dowthwaite Bangkok, Thailand.

Beeswax Alchemy

Author: Petra Ahnert

Essence and Alchemy: A Book of Perfume

(«Essential Oils: All-natural remedies and recipes for your mind,

body ...»)

Authors: Susan Curtis / Fran Johnson

https://ar.wikipedia.org/wiki

https://bespokeunit.com/fragrance/strength/

https://my.indiamart.com/

https://www.aromaweb.com

https://www.creatingperfume.com/tarragonoil.aspx

https://www.perfumersworld.com/perfumery-online-courses

https://www.planttherapy.com/

Incense: Crafting & Use of Magickal Scents

Author: Carl F. Neal

Perfume Perfumery Principles Practice-1994

Authors: Robert R. Calkin / J. Stephan Jellinek

Perfume: The Alchemy of Scent

Author: Jean-Claude Ellena

Perfumery School the Art and Technology of Perfumery

Stephen V. Dowthwaite Bangkok, Thailand.

PerfumeryThe psychology and biology of fragrance

Authors: Toller, Steve Van, Dodd, George H.

Perfumes and Cosmetics their Preparation and Manufacture

By George William Askinson

The Art of Perfumery

Author: G. W. Septimus Piesse

The Chemistry of Fragrances: From Perfumer to Consumer

Author: David Pybus

The Complete Book of Incense, Oils and Brews

Author: Scott Cunningham

The Complete Idiot's Guide to Making Natural Beauty Products

by Trew, Sally W., Gould, Zonella B.

The Perfumer's Apprenticewww.perfumersapprentice.com

The Professional Way to Make Perfume

by J.S.M Drayton

Training the ABCs of Perfumery

Stephen V. Dowthwaite

Cours de création d'arômes et de parfums par Majid Aterji

www.ingramcontent.com/pod-product-compliance
Lightning Source LLC
LaVergne TN
LVHW100437051026
849518LV00004B/1525
9786030515271